不负韶华

——王明伟教授忆旧文集

王明伟　著

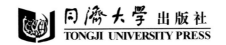

同济大学出版社
TONGJI UNIVERSITY PRESS

图书在版编目(CIP)数据

不负韶华：王明伟教授忆旧文集 / 王明伟著. —
上海：同济大学出版社,2022.8
　ISBN 978-7-5765-0217-6

　Ⅰ.①不…　Ⅱ.①王…　Ⅲ.①药物学-文集　Ⅳ.
①R97-53

中国版本图书馆 CIP 数据核字(2022)第 072608 号

不负韶华——王明伟教授忆旧文集
王明伟　著
责任编辑 丁国生　**责任校对** 徐春莲　**装帧设计** 殷　靓

出版发行	同济大学出版社　www.tongjipress.com.cn	
	(地址:上海市四平路 1239 号　邮编:200092　电话:021-65985622)	
经　销	全国各地新华书店	
印　刷	上海丽佳制版印刷有限公司	
开　本	710 mm×1000 mm　1/16	
印　张	12.5	
字　数	250 000	
版　次	2022 年 8 月第 1 版　2022 年 8 月第 1 次印刷	
书　号	ISBN 978-7-5765-0217-6	

定　价　230.00 元

弦歌不輟

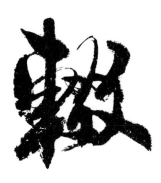

旅美书法家袁志锺先生题词

在星辉斑斓里放歌

(代序)

　　今年夏末秋初的一个晚上，明伟兄从上海给我来了个越洋电话。谈话中，我们谈起了各自最近的工作情况和家常琐事，也谈到了他即将要出版的一本书——《不负韶华》。我一听就觉得这个书名很好，因为这个书名很符合他这几十年来一直勤勤恳恳地在做学术研究工作的实际，也体现了在他一步一个脚印所走过来的路上是弦歌不辍的。明伟兄随即把他的书稿寄给我看，并希望我给他的新书写一段序。

　　说实在的，我来写这本书的序，本是不配的。首先，我不是一个善写作的人。再者，我也不是一个搞科学研究的学者。但是再一想，我认识明伟兄，还是在20世纪60年代的上海，可以说我们都在孩提的时候，他就是我的邻居。虽然我比他大几岁，我们的友情从那时就已经建立起来了。后来，他留学英伦，我来到了美国，相互就少了联系。不过，近二三十年来，我们重新取得联系，使我能直接看到他在中美两地科学研究工作和教学上的成就。而这次，更是从这本书稿中了解到了他这些年来的心路历程。

　　明伟兄出生在一个知识分子的家庭。他的父母都是医学院的教授，而祖母更是一位很受我们当年上海街坊邻里尊重的医生。在她那个年代，妇女当医生是一件很了不起的事情。但她在二十几岁的时候，就随着中国红十字会的医疗队到日本去救治 1923 年关东大地震的伤员了。当时她是医疗团里最年轻的，也是唯一的一位女医生。由于父母在外地工作的关系，明伟兄从小和祖母生活在一起，这与他后来立志学医不无关系。

"站在巨人的肩膀上。"这是一句描写成功人士继承和发扬伟人前辈成就的话。每一位取得成就的科学家，都是站在"巨人前辈"的肩膀上，再有所发现、有所发明的。因为只有站在巨人的肩上，才能看得更清晰，看得更远大。读明伟兄的书稿，我时时感觉到他对导师的尊重，感到他对学术泰斗们的敬仰。在他的追忆里，父亲王菊明永远是他的启蒙者、导师、挚友和最亲密的长辈。即使是作为一个旁人，我也能看到他从父亲身上所学到的东西和体会到他对父亲的爱。明伟兄深知：如果没有父亲和一些学术泰斗对他的栽培、对他的教诲，他是不会有今天这样的成就的。他在书稿中深情回忆了他所认识的大科学家谈家桢，以及他在剑桥时的导师希普爵士。他还回忆了他和基因专家克里克教授的合作，他和单克隆抗体技术发明人米尔斯坦在剑桥的交往，他从"分子生物学之父"、诺贝尔奖得主悉尼·布伦纳那里所领受的"人生指教"。

明伟兄是一位富有家国情怀的学者。这些年来，他从国外回到祖国，为祖国的医学和药物事业的发展做出了巨大的贡献。从他的书中，读者可以清楚地看到他一路走来的艰难历程。这个历程是从无到有：从只有简陋的设备到建立起世界一流的实验室。而其中的甜酸苦辣，只有亲身体验过的人才有真正的体会。但从他的书里我们可以看到，他的每一点成就，每一次成功，都给他带来了极大的快乐和自豪。同样，他的每一篇发表在世界一流学术杂志上的学术论文，每一项科学研究的成果，都提升了中国在世界科学领域里的地位。

作为一位教育工作者，明伟兄不仅在教授学生的学术专业上一丝不苟，还在培养学生的综合素质方面和培养学生怎样做人的问题上谆谆诱导。我记得几年前，他带了一批复旦大学药学院的研究生去参观一位书法家在上海举办的书法展览。明伟兄是一位医生和科学家，但他在文学、音乐、美术上都有很高的造诣，这从他书中所描写的他和千家驹老教授的忘年交便可知一二，明伟兄是提出要共享张江高科技园区各项文化科学资源的第一人，在张江还办过古典音乐的音乐会，是复旦大学药学院引进古典音乐演出的首位院长。所有这些都充分体现了他的办学理念是以人为本，他要尽量地让学生扩大眼界和视野，使他们成为国家和社会所需要的全面发展的人才。

五四运动后的大学问家陈寅恪在纪念另一位大学问家王国维时，提出了研究学术最重要的是要具有"独立之精神，自由之思想"。这就是说，独立精神和自由意志在学术研究的过程中是需要培养的，并且是要不断争取的。明伟兄作为一个学院的院长，他时时把自己的经历总结起来，和学生一起研究分析，激励学生发挥自己的主观能动性。他在每年的学生毕业典礼上的演讲就是他对这些思想的发挥，他鼓励学生珍惜自己的学习机会，不忘自己是从哪里来，知道自己要到哪里去。他以自己的经历为例，教会学生如何做自己学术领域和人生道路的正确选择。他期望学生在走出校门后继续不断地成长，不但要求自身，还要和同学、同事一起共同前进。他还激励学生不但要在学术上不断追求、超越，还要授业、解惑帮助别人，最终像那些伟大的前辈那样，把科学研究的薪火传下去。

从明伟兄的这本书稿中，我看到了他的忘年交千家驹老先生送给他的一幅墨宝，上面摘录了司马迁的一段名言："古者富贵而名磨灭，不可胜记，惟俶傥非常之人称焉。"我觉得千老引用这段话来勉励和形容明伟兄是再确切不过了。我相信明伟兄也一定常常把这段话作为自己的座右铭，提醒自己不做一个随波逐流、人云亦云的人，而是做一个在学术上不断钻研、在人生中不断点亮自己心中的灯火去照亮别人道路的人。正如古罗马诗人爱尼厄斯所说："导人出迷途者，如许人就灯取火，人得有光，而己光不灭。"

现在看到明伟兄的这本《不负韶华》即将出版和广大读者见面，心中真是不胜欣喜。这一路走来，我仿佛看到他行舟在星辉斑斓的河里，而他的这本书，就是他在星辉斑斓里的放歌。

王　逸

2021 年 9 月于纽约

目　　录

在星辉斑斓里放歌（代序）

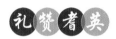

作育上庠

淬砺锋芒

礼赞耆英

耆英，德高望重尊崇长者之谓也。作者在学业、事业上受到亲、师提挈。在本辑中，作者为先贤执绋，饱含深情地回忆了已逝的父亲王菊明教授，以及与国内外著名学者弗朗西斯·克里克教授、赛瑟·米尔斯坦教授、悉尼·布伦纳教授、千家驹先生、谈家桢教授和谢希德教授等已逝的学术泰斗的从学旧事，也君子言义，但不失诙谐幽默地回顾了和依然健在、力行不辍的名贤例如塔马斯教授等人的交往轶事。

父 爱 如 山

——在王菊明教授遗体告别仪式上致辞

首先，我代表王菊明教授的家属，对今天从海内外各地赶来参加我父亲遗体告别仪式的各位领导、长辈、亲朋好友，以及在我父亲生前与他一起工作过的同事及助手等，表示衷心的感谢。

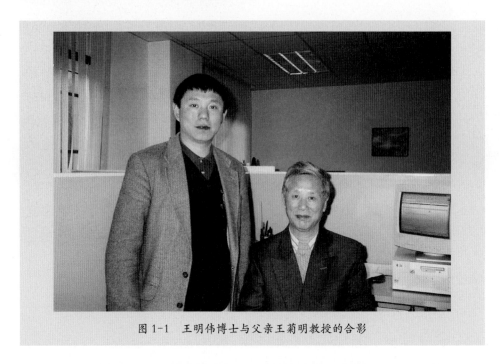

图 1-1　王明伟博士与父亲王菊明教授的合影

今天，我们在这里一起悼念我的父亲王菊明教授，缅怀旧情，追思往昔。父亲一生坎坷但自强不息，平泊节俭却慷慨待人，治学严谨而诲人不倦，忍辱负重但达观诙谐，学识渊博且平易近人。每个与他接触过的人，无论肤色、民族、性别，也无论相交之长短、年龄之长幼，都被他那种坦诚、幽默和智慧所感染。父亲去世后，国内外友人无不为之震惊，唁电唁函如雪花般飞来，笔到之处，催人泪下，令人动容。父亲是一个平凡的人，他的风雨人生折射了他这一代知识分子的悲哀与喜悦。他的晚年以工作为生命之快乐，勤勤恳恳，任劳任怨，以此报答社会，追回动乱年代中逝去的青春。父亲的精神是伟大的！

我有幸在过去的数年与父亲朝夕相处，他对我关怀备至，慈祥无比。每当我飞往大洋彼岸时，他总是执手相送，依依不舍；每当我飞抵上海时，他的身影总是第一个映入我的眼帘。我们一起欢笑，我们彼此交流，我们时而争论，我们时而打趣……父亲的舐犊深情，永生难忘。父亲用他宽宏的胸怀和渊博的知识感染、教育我们子女，并为我们的成长与进步铺石开路，指点迷津。我们曾相会在剑桥河畔，同撑一支长篙，在星辉斑斓里放歌；我们曾漫步在大峡谷之巅，共享大自然之奇美，在朝阳晨露中畅想。我们的父亲又是我们的导师。

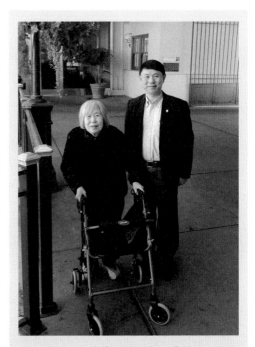

图 1-2　王明伟博士与母亲倪慧教授的合影

父亲最后的岁月是在与我共享创业之甘苦中度过的。父亲以他在海外留学时的亲身经历，鼓励我将最先进的技术和管理方法引进中国。他以极大的热忱和全身心的投入，帮助和扶持我开创事业，建立品牌，摘取硕果。他总是先我之忧而忧，后我之乐而乐，埋头苦干，默默无闻。我的父亲又是我的战友。

父亲善游多交，见多识广，非常乐意把他所知的一切与他人分享。我们从小耳濡目染他对友人的忠诚直率，从未欺瞒；对子女的循循善诱，从不训斥。

在任何艰难困苦的情况下，他总是以他特有的魅力和豁达的态度引导我们直面人生。我们无话不谈，亲密无间。父亲是我们生活中的挚友。

父亲生前喜爱的电视剧《人间四月天》把他带回了剑桥的岁月。亦复如徐志摩名诗《再别康桥》云：

> 悄悄的我走了，
> 正如我悄悄的来；
> 我挥一挥衣袖，
> 不带走一片云彩。

是的，父亲，您悄悄地走了，没有挥动衣袖，也没有带走云彩。留给我们的是无穷无尽的思念和您那平凡而伟大的一生。

2000 年 4 月 22 日

凛 然 正 气

9月14日从杭州搭国航班机赴京，顺手取得当日的《人民日报》，无意中看到著名经济学家千家驹先生（1909—2002）不幸逝世的消息，极为悲痛。我是1990年夏在美国圣迭戈市结识千老的。当时著名科学家谈家桢先生正携夫人访问南加州，便邀请千家驹夫妇来我家做客，一同游览附近风景名胜。老友新朋相聚异乡，甚为愉快。谈先生带来了国内经济建设的最新信息，这对情绪低落的千老无疑是一种宽慰。回到客居地洛杉矶后，千老曾来函致谢，信中表达了他对吾等后辈的殷切期望："兄年轻有为，以风华正茂之年，从事新科研，将来必可为祖国作出贡献。"他指出："21世纪必有中华民族扬眉吐气、中国文化发扬光大的一天。"在以后的交往中，我亲身体会到了千老老而弥坚的爱国热情和他对祖国现代化事业进展的关注。

千老87岁那年曾送我一件墨宝，我将其裱制后悬挂在办公室正中用以自勉。千老在他还能动笔时每年都与我互寄贺年卡，每次他有新作也总是题写扉页赠我。在他客居美国的年代里，我们常鸿雁传书，节假日我也多次前去探望他与他的夫人，在他家附近的中国餐馆里品茗对酌，谈古道今，海阔天空，聊释乡愁。1992年11月，千老应友人之邀，离美客居香港，我们时常通信互致问候。不久，他即携夫人返回内地，定居深圳。他多次与我谈起当地政府在生活起居和医疗保健等方面对他的关怀备至，深为感激。

千老1997年曾患重病，住院多时，经医生之悉心治疗，总算逃过一劫。那年夏天我专程由上海去深圳探望他时，千老刚刚出院，显得十分疲惫和虚弱。

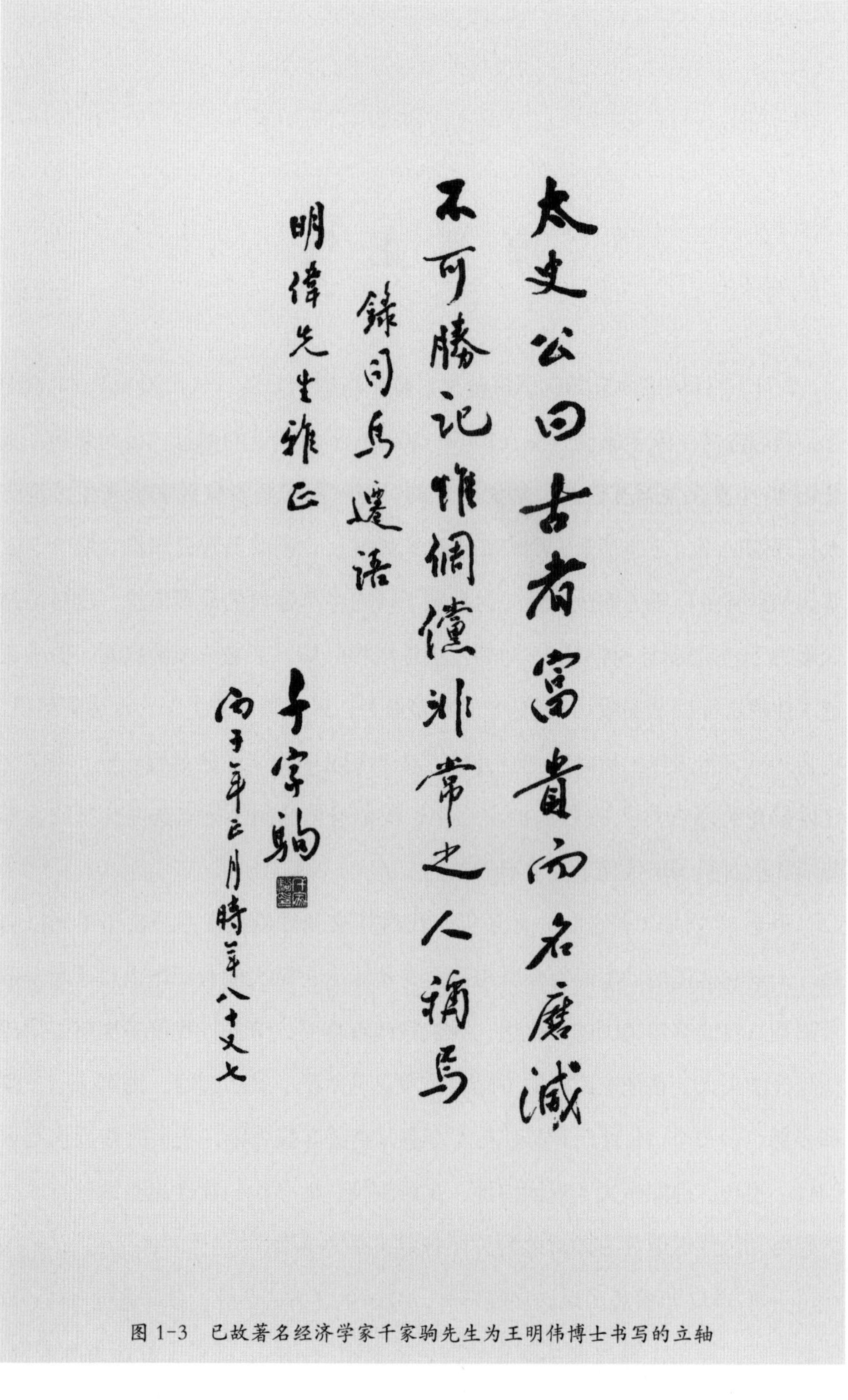

太史公曰古者富贵而名磨灭

不可胜记唯倜傥非常之人称焉

录司马迁语

明伟先生雅正

千字驹

丙子年正月時年八十又七

图 1-3　已故著名经济学家千家驹先生为王明伟博士书写的立轴

因为是我们在他回国后第一次重逢，千老异常兴奋，千夫人也一如往常，极为好客，非要留我吃午饭。记得当时他谈论最多的是他的封笔之作——《千家驹自撰年谱》。他说他的年龄已经不允许他如以往那样勤奋写作了，因此计划把他一生之经历、经验和体会写出，自费交香港的一家出版社出版，仅印刷二百册，送亲朋好友留念，印毕即毁版。是年9月，我在美国果然收到千老的赠书。邮件是用挂号形式从香港寄出的，千老亲笔书写了我家的地址，字迹是那样的苍劲，庆幸自己当时将包装也保留了下来。

无论是在国内或海外，每逢佳节我总要给千老夫妇去电问候。虽然年逾九旬，千老仍旧耳聪目明，语音洪亮清晰。我最后一次见到千老是2000年9月24日。当天我正好在深圳参加项目评审，晚上又得赶赴香港聚宴，乘会间之空隙，我第二次来到翠华园的千府。千老那天精神极其振奋，见到我时不及入座，就与我谈及数周前他和夫人应全国政协的邀请搭火车专程去了久别的首都，受到了李瑞环主席的亲切会见，他的许多误解在相逢一笑中全然消失。千老特别提到了一路上的所见所闻，祖国经济建设的伟大成就令他激动无比，北京的巨大变化也使他难以置信。他的喜悦心情溢于言表，连连表示他晚年仍能得到国家的重视和人民之认可乃是其最大的安慰，如此离世，其心也甘。由于会客室另有千夫人的宾客，千老将我引入他的书房叙旧。与前次不同，我发现他书柜里的藏书大多消失，问及千老才知他已捐献给家乡浙江省武义县壶山小学，在母校建立了"千家驹藏书阁"，他还在一份相关的介绍册上签名馈我留念，笔迹依然十分有力。千老对家乡的教育事业极为关心，1985年曾专门视察母校，与学童们热情交谈，"团结、文明、求实、进取"的题词中体现了他对青少年的深切期望。我们谈话时，千夫人豢养的北京狮子狗伴随在旁，增乐不少，千老又和我讲起了"狗通人性"的种种趣闻。为了不打扰他的午休，我起身告辞了。千老执意要陪我到门口，紧紧握手后又久久目送，直到我走到四层楼面的转角他仍未离去。虽未料到这是永诀，但我对同行的友人说道："见一次少一次了，我们当十分珍惜这种机会啊！"

千老逝世后，党和国家对他的一生给予了恰如其分的评价，令我动容。新华社发布的讣告中特别提到千老"晚年曾多次致函中共中央领导，对邓小平理论表示坚决拥护，对以江泽民同志为核心的党中央表示由衷敬佩，对我国改革开放和社会主义现代化建设所取得的辉煌成就感到欢欣鼓舞"。千老的这种心情，我在与他生前最后几年的交往中是深有体会的。如同他多次向我提及他对自己在 1957 年"反右"运动中曾错误地批判过几名同仁一事极为内疚一样，千老晚年的思想变迁反映出这位知名学者的磊落胸襟和求实勇气。而今，千老梦寐以求的"太平盛世"已经到来，中华民族全面振兴的宏伟事业势不可挡，千老可以含笑九泉了。

泰 斗 风 范

——悼念弗朗西斯·克里克教授

清晨伊始，即接家人来电说收到通知让我参加弗朗西斯·克里克教授的追思活动，才知他在与直肠癌进行了多年的抗争后于 2004 年 7 月 28 日辞世。虽然知道弗朗西斯近年来一直卧床不起，但听到这个噩耗后心情仍然沉重无比，哀思万千。

弗朗西斯与我相识在 20 世纪 90 年代初期。我离开剑桥去美国圣地亚哥市工作前，悉尼·布伦纳教授（Sydney Brenner，2002 年度诺贝尔生理学或医学奖获得者）给了我弗朗西斯的联系方式，建议我抵美后抽空向这位"剑桥子弟兵"中的"大佬"报个到。因为没有特别原因需要见面，我仅把我的电话号码留给了他的秘书。我在剑桥学习生活五年后来到美国很不适应，经常找些剑桥校友寄托"乡思"，了解到弗朗西斯自 20 世纪 70 年代中期移居加州后一直致力于探索大脑功能的秘密，与其年轻时执着研究的分子生物学毫不相干，这使我对他的好奇心骤然增长。数月后，弗朗西斯让他秘书打电话请我去参加他在加州大学圣地亚哥分校的一个学术报告会，以便在会后见面结识。我们的谈话十分简短，当他知道我当时在研究孕激素受体拮抗剂的药理作用时，提出了一些有关该激素的中枢效应问题，并向我介绍了当地几位曾在剑桥学习过的资深科学家。

1994 年冬，谈家桢夫妇访美，来我家访居一周。作为老朋友，谈先生希望能和弗朗西斯见次面。我随即与弗朗西斯联系，他在电话中显得十分高兴，并提议请谈先生的另一位老朋友——琼纳斯·萨尔克教授（Jonas Salk，1914—1995，脊髓灰质炎病毒疫苗的发明人）一起参加。记得那是一个星期三的下午，我陪谈先生夫妇来到位于加州拉荷亚的萨尔克生物科学研究所（Salk Institute for Biological Studies），弗朗西斯在所长办公室与我们进行了亲切的交谈。由于人事变动，他在 1994 年至 1995 年以 78 岁的高龄被推上了所长的岗位。当谈先生恭喜他担任领导职务时，弗朗西斯以他惯有的直率明确表示这是"身不由己，只不过为后人铺垫而已"。谈话围绕两个主题展开，首先是当时正方兴未艾的人类基因组研究计划的进展情况，其次是中国遗传学研究领域的人才培养问题。弗朗西斯特别关心遗传学在农业方面的应用，认为中国这样一个人口大国，必须运用最先进的生物技术来解决日益紧迫的粮食问题。琼纳斯是在谈话快结束时加入的。一番寒暄后，他提到了其正在研究的免疫可塑性（Plasticity）课题，立即引起弗朗西斯和谈先生的高度兴趣。记得弗朗西斯滔滔不绝地阐述了他对神经可塑性的见解，并认为可塑性是生物体的一种固有功能。我趁机汇报了自己当时的实验研究成果——孕酮在产后母体忧郁症发生过

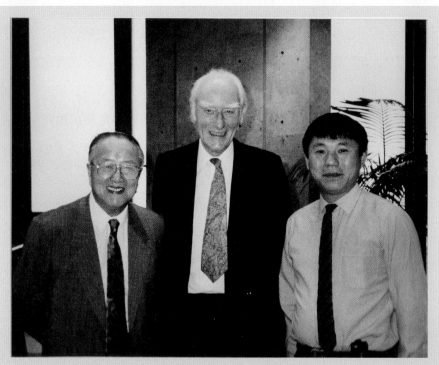

图 1-4　王明伟博士在美国南加州与弗朗西斯·克里克教授、谈家桢先生的合影

程中的调节作用，弗朗西斯和琼纳斯当即提出这可能是神经可塑性居间作怪的缘故。事后我把相关论文给两位大师送去并进行了数次交流。不幸的是，数月后，琼纳斯突然去世，弗朗西斯身体欠佳，此事因而中断。

我与弗朗西斯见面的次数不多，然而每次谈话的内容都离不开他所热衷的大脑秘密的探究。弗朗西斯认为即使对于最复杂的生物结构——大脑而言，灵魂没有非物质形式："你的欢乐，你的悲哀，你的记忆，你的雄心，你的自我意识和你的自由精神只不过是由无数神经细胞和与之相关分子所组合的一种行为而已。"由于他的学术泰斗地位，许多知名神经生物学家多年来一直试图采用现代实验手段以证明弗朗西斯关于认知和思维物质基础的假说，虽然弗朗西斯在晚年已意识到其有关假说的严重缺陷。他的睿智、他的执着、他的敏锐、他的宏达已经并将不断地激励一代又一代青年科学家为追求文明、揭示未知、探索真理、挑战未来而不懈努力。

凭借对 DNA 结构的阐明，弗朗西斯与詹姆斯·沃森、莫里斯·威尔金斯一起荣获了 1962 年度的诺贝尔生理学或医学奖，由此确立了其在人类文明与进步史上的永恒地位。1953 年 4 月 25 日出版的英国《自然》杂志第 737 页发表了他和沃森的著名论文，全文不足千字，却为后来科学家解开遗传密码、绘制生命蓝图、发展生物技术、改变人类生活奠定了坚实的基础。弗朗西斯的另外两项重要研究成果包括与悉尼·布伦纳共同揭示 DNA 转译机理和与分子医学之父——弗农·英格拉姆（Vernon Ingram）一起阐明不同蛋白特异性的遗传基础。正如英国著名科学评论家马特·里德雷（Matt Ridley）所言，弗朗西斯的"任何一项贡献都足以使他成为科学巨人，而三者之和则使他与牛顿、达尔文和爱因斯坦齐名"。认识弗朗西斯使我毕生受益。

2004 年 7 月 31 日

记 忆 永 存

——纪念单克隆抗体制备技术发明人赛瑟·米尔斯坦逝世三周年

晚春初夏是剑桥最美丽的时季。每当傍晚来临，古木参天的希尔斯路在几许夕阳余辉的照耀下显得格外幽静。希尔斯路，人称"诺贝尔大道"，乃因附近有多名剑桥诺贝尔奖获得者居住而得名。在通往分子生物学实验室方向的人行道上，人们时常可以看见赛瑟（César Milstein, 1927—2002）携带随身听、脚着运动鞋不紧不慢地以散步方式进行他极有规律的体育锻炼。我 1990 年离

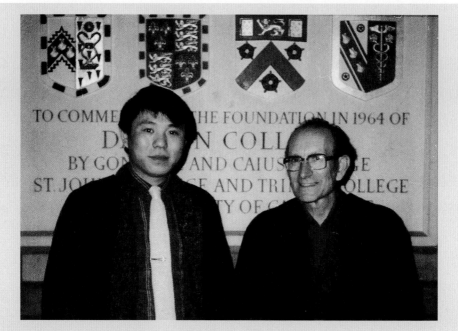

图 1-5　王明伟博士在英国剑桥大学达尔文学院与赛瑟·米尔斯坦教授的合影

开剑桥前的居所位于赛瑟散步的必经之路，遇到他时偶尔也陪走一程。也许是他没有小孩的缘故，赛瑟见到我当时尚且年幼的大女儿爱琳时，总是驻步与她玩耍逗笑，慈祥之态令我难以忘怀。

我是在赛瑟获得诺贝尔生理学或医学奖的第二年（即1985年）通过他夫人——赛莉亚（Celia Milstein）的介绍正式与他认识的。同赛瑟一样，赛莉亚也是免疫学家，当时我们同在位于剑桥郊区的动物生理研究所免疫系工作，因为实验室相邻，交流颇多。记得是为了探讨如何解释抗甾体激素单克隆抗体的分子多样性问题，赛莉亚建议我去找赛瑟求教。其实此前赛莉亚在单克隆抗体制备技术方面已经给予了我很多帮助。赛瑟的办公室不大，桌上堆满了文献书刊。他话不多也不寒暄，知道我的来意后，便找了几篇有关免疫球蛋白 V 基因高度突变对抗体亲和力及多样性影响的研究文献，让我自己去推理，前后不过数分钟。在回贝布伦翰的路上，我自然有些扫兴。不料几天后赛莉亚在喝午茶时突然把我拉到一边，说赛瑟要我准备一份针对上述文献的阅读心得后再去找他，还特地关照只需纲要，不必成文——赛瑟深沉的关怀使我感动不已。此后，我在赛瑟和导师布莱恩·希普爵士（Sir Brian Heap）的提议下，找了先后培养了多位诺贝尔奖得主的著名免疫学家艾伦·蒙罗博士（Alan Munro），经他安排，在网球场路那幢举世闻名的病理学系红楼里，上了半年剑桥特有的免疫学课程（即病理学Ⅱ），受益延绵至今。

赛瑟1927年出生在阿根廷一个贫穷的犹太移民家庭，大学时代对政治事务和学生会活动兴趣浓厚，十分积极。毕业后在布宜诺斯艾利斯大学从事酶动力学研究，开始了他数十年在人类文明史上留有宝贵财富的学术生涯。研究生期间因为生活拮据，赛瑟曾与夫人一起在临床化学实验室兼职，奠定了他时常令人惊叹的医学知识基础。1958年完成博士论文后，赛瑟在英国文化委员会的资助下前往剑桥大学研修，在那里，他与著名生物化学家、两度诺贝尔奖获得者福莱德·桑格（Fred Sanger）通过课题合作，建立了历久弥坚的深厚友谊。1960年在剑桥取得第二个博士学位后，赛瑟曾在桑格手下短暂工作，1961年回到布宜诺斯艾利斯。由于当时阿根廷当局对民主人士和科学家的迫害，两年后赛瑟和赛莉亚不得不放弃已初具规模的实验室，离开他们所热爱的祖国，再次来到剑桥。在桑格的熏陶下，赛瑟改变了他的研究兴趣：从酶学转向抗体。如果说南美洲特有的风土人情造就了赛瑟豪迈豁达的鲜明性格，那么成年后在阿根廷所经历的险恶政治环境则炼就了他深邃致远的超人睿智。

赛瑟从不拘泥于英国绅士社会繁复的礼节客套，喜欢在衬衣内系戴体现"斗牛士"特征、点缀着小白花纹的红色围巾，即使在许多正式庆典活动时我也很少看到他西装革履，这在注重传统、崇尚规矩的剑桥上层社交圈里颇为罕见。1988 年，我被选为"查尔斯及凯瑟林·达尔文 Research Fellow"后曾在达尔文学院的管理委员会与他共事。或许是早年当过留学生的缘故，赛瑟曾多次力排众议，提倡广开门户扩招海外研究生。虽然在大多数场合他总是沉默寡言，但偶尔发表意见时却显得十分坚定和执着，赛瑟以拳击桌面表示赞同的表决方式，把他作为南美洲人的豪放气概表现得淋漓尽致。赛瑟极其重视对青年科学家的培养，乔治·克勒（Georges J. F. Köhler，1946—1995）就是在他手下进行博士后研究时完成以后与其导师分享诺贝尔生理学或医学奖的学术成就的。赛瑟特别关心来自发展中国家的研究生和进修人员，他的实验室里有不少西裔学生，为了克服语言障碍和避免差错，有段时间他还特地嘱咐技术员在一些关键试剂外包装上标注西班牙文。我在剑桥期间一直参加由著名细胞免疫学家乔纳森·霍华德（Jonathan Howard）每周三在其府第举办的文献俱乐部，同学中有位来自赛瑟实验室、名叫克丽斯蒂娜的西班牙姑娘，每当她提及赛瑟时眼睛里总是充满了感激的泪花。赛瑟对西裔学生父亲般关爱恐怕是他对故乡无限眷恋之情的真实流露。

晚年，赛瑟潜心研究以抗体为探针的细胞分子标记，在 2002 年 3 月 24 日去世前一周还递送了一篇学术论文。20 世纪 80 年代末，我在剑桥大学医学院外科进行异种动物器官移植超急性排斥反应的机理探索时曾多次向他请教。在讨论时赛瑟尤其注意实验设计的细节，教导我不要赶时髦，尽量以最经典的方法开始，层层推进。他还提供线索，帮助我获得了几个当时尚未市售的单克隆抗体样品。赛瑟以他博大精深的知识底蕴和科学大师的超人智慧预见了数个关键实验的结果。他那句简捷而又振奋、带着浓重南美口音的话语"Go for it, this will work"（"去做吧，这样会行的"）已经深深印记在我的脑海中。

赛瑟·米尔斯坦是 20 世纪最伟大的科学家之一，毕生专注于揭示抗体结构及其分子多样性产生的机理。在他领导下建立的单克隆抗体制备方法不仅加快了生命科学和医学的发展进程，而且成为现代生物医药产业的核心技术，目前已经广泛应用于研究工具、诊断试剂和抗体药物的制造领域，在癌症和关节炎治疗、排异反应预防和生化及妊娠检测等许多方面造福人类。他对科学、健康和财富的贡献很少有人能够比肩。虽然赛瑟对英国政府没有及时采取措施保护这项具有革命性意义的技术之知识产权颇有微词，但使他引以为豪的是，因其基础研究而产生的技术成果已直接产生了无比巨大的商业价值。他曾在多种场合以此为例，呼吁各界加大对科学基础研究的投资力度。

迁居美国后因为不再从事免疫学研究，我与赛瑟的联系几乎中断。回剑桥时曾在达尔文学院的正式晚餐上见到过他。赛瑟不知从哪里知道我在融资办公司，开口就问我发财了没有，答案自然是否定的。宴散时他特意走到我身边，轻声说道："科学家离开了实验台，其价值与日俱减。"我当时一惊，在还未弄清此话的含义时，他已经回了。这是我和赛瑟最后一次的交流。也许是因为他这句刻骨铭心的告诫，在置身于生物技术创业投资活动 6 年后，我毅然回到了学界。

赛瑟病魔缠身多年，但如此快的离去确实令人惋惜。知道他去世消息时已经无法参加他的追思会了。那年布莱恩·希普爵士访华时，我们曾谈起过赛瑟的生平，后来我又给赛莉亚发了短信，表示会以一定方式弥补未能前往吊唁之遗憾。于是，三年之后便有了以上的文字。

感 悟 大 师

—— 我与悉尼·布伦纳教授的交往

2018 年 4 月的一个夜晚，我和果德安教授忙里偷闲，驱车去苏州听评弹，途中接到陈竺教授的来电，说他不久前在东京碰到悉尼·布伦纳（Sydney Brenner），交谈中悉尼（平时我都是这样称呼他的）讲到了我，并表示希望有机会再访中国。陈教授自然十分乐意，嘱咐我尽快安排。此后的数月中，我与悉尼多次邮件往来，周旋于悉尼在美国和新加坡的两位秘书之间，指望找到合适的日期。记得悉尼在交流中还非常详细地询问了上海秋季的气候情况，特别是空气和水质的具体数据，我为此还专门向气象局的专家征询信息。其实，我心里十分明白：身患癌症、经历了手术和化疗后的悉尼，已经无法自主决定其旅行计划了。这对这位举世闻名的"空中飞人"而言岂不是一种难以忍受的折磨？过去 3 年里，悉尼多次和我谈及其访华意愿，但因上述原因，至今未能成行。

悉尼·布伦纳是 20 世纪杰出的、具有影响力的伟大科学家之一，称其为"分子生物学之父"亦无不可。悉尼 20 世纪 50 年代初在英国牛津大学取得博士学位后，前往剑桥大学卡文迪逊实验室师从弗朗西斯·克里克，开始了数十年波澜壮阔的学术生涯。1956 年揭示了 DNA 转译密码机理，1961 年发现了信使 RNA，1965 年展开了长达 12 年的线虫研究并当选为英国皇家学会会员，1971 年荣获拉斯克基础医学奖，2000 年获得拉斯克特殊成就奖，他创办的《分子生物学杂志》成为该领域的国际权威性期刊，他的弟子如大卫·巴尔蒂摩、约翰・苏尔斯顿和罗伯特・霍维兹先于他或与他同时获得诺贝尔奖……他的成就与贡献、他的生平和传奇，以及他的科学哲学观在人类文明史上留下了不可磨灭的痕迹，鼓舞着一代又一代青年科学家奋发勇为、不断创新。

2002 年 10 月 7 日，我正好在美国办事，由于倒时差的缘故难以成寐，很早就起床上网浏览，所以最早告知我悉尼获得当年诺贝尔奖消息的乃是我恩师——布莱恩・希普爵士（Sir Brian Heap）的一封电子邮件。布莱恩说这是"顺理成章、姗姗来迟"的喜讯。后来媒体公布 2002 年度诺贝尔生理学或医学奖分别授予了英国科学家悉尼・布伦纳、美国科学家罗伯特・霍维茨和英国科学家约翰・苏尔斯顿，以表彰他们发现了在器官发育和"程序性细胞凋亡"中调控的分子机理。我旋即给悉尼在加州拉荷亚的居所去电话，不巧他当时正在德国访问，只能留言致贺了。其实，作为剑桥的"圈内人"，我对悉尼在那年获奖是有预感的。7 月份在上海接待悉尼之好友——1993 年诺贝尔生理学或医学奖得主里查德・罗伯兹博士的晚宴上，我们曾有此议论。理查德虽毕业于英国谢菲尔德大学，但曾在剑桥研修，依照传统，也是"剑桥人"，异地相逢，格外亲切。他告诉我，那年初夏悉尼去波士顿接受哈佛大学名誉博士学位时就下榻在他家，包括他在内的多位诺贝尔奖得主正在努力促成悉尼尽快获奖。

1985 年至 1990 年，我曾在英国剑桥留学，由于导师希普爵士与悉尼关系甚好，我很早就认识他了。同窗斯蒂芬・琼思毕业后在悉尼的实验室做博士后，我常去那里，与悉尼的交谊渐深。1989 年我获得博士学位后，曾考虑赶潮流改行搞分子生物学。为此，我专门找过悉尼，希望得到他的指教。不料，没等我把话讲完，悉尼就以直接和坚定的语气对我说道："安心做好你现在的工作。你可以成为一名出色的生理学家，但很难成为一流的分子生物学家。千万不要去凑热闹。不出 10 年，分子生物学家们将会追着你帮助他们解释大量新发现蛋白的生理功能了。"就是这么简短的几句话，改变了我以后的职业道路和科研方向。

悉尼在 20 世纪 70 年代至 80 年代曾长期担任举世闻名的英国医学研究委员会分子生物学实验室的主任。90 年代以前，在那里学习或工作的中国学者很少。所以，悉尼当时对中国的科学教育水准了解不多。他曾多次向我讲起"文革"后他接待首批中国科学家代表团时还有政委在场，大家不敢讲话，显得极为拘谨。时过境迁，20 世纪 90 年代以后，无论是在剑桥或是在悉尼"退休"后客居的美国加州，到处可见来自中国的留学生或科学家，其学习成绩和研究水平令人瞩目。记得在一次聚会上，美国 Scripps 研究所所长理查德·伦纳谈到他所里的科研人员至少有百分之十来自中国，离开了这支队伍，他不敢想象如何保证科研工作的正常运行。悉尼听后，立即对我说："你们中国人正在'进军'全世界啊！"虽是幽默，但也反映出他对中国认识的演化。此后，我时常听到他对中国学者的褒奖之语。1998 年夏天，他曾来北京参加国际遗传学大会，惊叹中国改革开放后所发生的巨大变化。当时北京的新机场尚未建成，设施显得落后，他的一只行李箱在运输途中被压扁。事后他对我谈到这番经历时，还开玩笑说是当年他抱怨过的"政委"从中作梗所致。应我之邀请，悉尼原计划在 2001 年 11 月来沪访问。不料发生了"9·11 事件"，他决定减少国际旅行的频率，此行只得作罢，甚感遗憾。

1990 年春在美留学的胞弟王明经送我妻和小女儿回剑桥，希望拜访久负盛名的悉尼。我给他的秘书打电话后，悉尼欣然同意。我便按约陪胞弟去了他的实验室。交谈中，悉尼突然对明经说道："我相信你是来找工作的，愿意留就留下吧。"没等明经应允，他便让秘书帮助办理录用手续。然而，这种在大师身边学习的机会是万万放弃不得的。稍加思索，我弟便决定在取得博士学位前先在悉尼的实验室进修一段时间。悉尼 20 世纪 90 年代初将其实验室部分迁往加州拉荷亚，先在 Scripps 研究所落脚。1990 年秋他来参加我当时任职的爱密灵医药公司的一次科技顾问会议，进门就提到明经："你的弟弟非常活跃，称自己为'麦克'。"这使会场的气氛立刻热烈了起来。会议结束时，他要我提醒明经应先回美国把博士论文和答辩完成后再求发展。次年夏天，悉尼和夫人梅携孙子亚力山大来加州度假，我做东请他们一家到圣地亚哥用中餐。席间他问起明经的情况，当我告诉他吾弟即将答辩的消息后，悉尼马上接口说道："那么，我又要给他一份工作了。"不出数月，明经便从堪萨斯州西迁加州，返回悉尼的实验室接受博士后培训。1992 年年底在 Scripps 研究所的圣诞宴会上，悉尼在人群中找到了我，把我引到僻静处事先通报他因经费短缺将对其实验室进行人员调整，打算不留明经。他问我这样的安排是否会给明经的家庭造成经济困难，并要我向胞弟解释他的计划。事后我才知道他于此前已经给明经在附近的加州大学安排了一份待遇和研究条件与之前相当的工作，所以未出现"失业"的情况。悉尼对学生之关爱和对友情的重视可窥一斑。

悉尼的超人智慧和原创思路常令人惊叹不已。在他的提议和参与下，日本科学家在 20 世纪末开展了对河豚鱼基因组的研究工作。当时许多同行对这一项目颇有非议。事实再次证明了悉尼的远见：如今河豚鱼已经成为遗传学研究的一种重要的模式动物。记得在"人类基因组研究计划"启动伊始，悉尼曾和我讨论过用视蛋白辨色的机理建立生物模型进行基因功能筛选的想法。但由于当时该领域的基础研究积累有限、技术手段尚不完善，他这一前卫和大胆的设想未能付诸实践。悉尼经常远游讲学，在实验室的时间不多，但他以其特有的方式指导研究生和进修人员的工作：把握方向，融会贯通；确定目标，循序渐进。在他手下学习除了时刻感受到激烈竞争的压力外，也充分呼吸着学术自由的空气。悉尼从分子生物学实验室主任的岗位上"退休"后，在邻近的爱登布鲁克斯医院内建立了英国医学研究委员会分子遗传学研究室。我有幸数度参加过悉尼出国回来后的例行研究进展"巡视"——他挂着拐棍，漫步在实验室内，来到学生和进修人员面前，依序倾听他们的工作汇报。悉尼的记忆力极强，对每个课题的实施细节了如指掌，对发现创新欣喜若狂，对刻苦勤奋赞许有加，对粗制滥造深恶痛绝。我发现悉尼经常是从哲学角度阐述基础理论，从学科关联诠释技术手段，引导弟子纵向深入，横向跨越，突破专业，攻克难题，摘取硕果。也许是先学医术后习化学的缘故，悉尼对生物学本质的宏观洞察和微观解析赢得了世人的崇敬。与他交谈或聆听他的演讲简直是一种享受。

悉尼出身贫寒，父亲开一家皮鞋作坊谋生。悉尼在南非完成大学教育后，只身赴英伦留学，他当年北渡重洋时使用的旅行皮包长期存放在实验室，作为纪念。另一件悉尼极为珍惜的物品是悬挂在他剑桥办公室对墙的黑板，上有包括他导师弗朗西斯·克里克和他弟子大卫·巴尔蒂摩在内的多位诺贝尔奖得主用白漆亲署的名字，这也许是世界上最富特色的生日礼物，颇显辉煌。悉尼以他独特的人格和隆盛的名望在吸引一批又一批优秀青年献身科学的同时，也造就了一代又一代杰出学者开创奇迹。他让秘书把来自世界各地请他推荐人才的信件按时间顺序整理成册，吊挂在实验室的告示板上，以此向研修人员提示职业发展方向，提供潜在就业机会。

悉尼高度重视国际学术交流与研究合作，在他的推动下，亚太地区分子生物学联盟在20世纪90年代末成立，吸收了近20个国家和地区的百余位资深科学家。我在2000年由悉尼、希普爵士和著名以色列女科学阿侬·露丝推荐下，荣幸地当选为该联盟的正式成员。悉尼花费十几年之心血帮助新加坡建立了世界一流的研究机构——分子和细胞生物学研究所，培养造就了多名具有国际影响力、原籍为中国的科学家，他对此深感自豪。2001年初秋，悉尼约我去新加坡参加亚洲生物技术峰会，磋商区域性战略发展方向。我和悉尼对新加坡能否成为亚洲生物技术产业的领袖看法迥异，时有争论，且被报章披露。当他知道我已受到陈竺教授和徐匡迪教授之推荐，计划加盟"国家队"，全力投入中国创新药物研究体系建设事业时，心情十分振奋。在将我介绍给当时担任新加坡副总理兼国防部长的陈庆炎博士和其他政要时，曾提醒他们关注"这位具有现实威慑力的竞争者之动向"。结果，未等我走马上任，新加坡科技局和经济发展局的首脑们就去国家新药筛选中心造访了。

外界很少提到的是这位科学巨匠的冒险精神和创业勇气。悉尼对科研成果的产业化极为关注，对创新技术的风险投资情有独钟。20世纪90年代中期，全球最大的烟草商菲力普·茂瑞斯公司曾答应投资 1 亿美元由悉尼创办分子科学研究所，悉尼为此择地选址，折腾数年。不料后来该公司改变初衷，决定撤资，令悉尼大为恼火。但他聪慧务实的态度和高超灵活的谈判技巧使其得到几百万美元的补偿。除一部分用作支持他的实验研究外，另一部分悉尼就用来进行生物医药技术的风险投资。每当他提起这段经历时，悉尼总是颇为得意地说："我签署了一份很好的协议。"悉尼在组合化学的概念方问世时就与他人在加州拉荷亚投资创办了 CombiChem 医药公司，该公司上市后相继被杜邦和施贵宝公司收购，可以算是生物技术公司创业成功的范例。其实，虽受挫折，悉尼也从未放弃建立分子科学研究所的设想。1998 年他重整旗鼓，开始在加州伯克利实现自己的计划。他执著与坚韧的性格和精神令我钦佩。

悉尼长期在南加州著名的 Forward 风险投资公司担任科学顾问，2001 年我亦应邀参与该公司的投资项目评估咨询，从而有了一段与"退休"后的他共事的经历。有一次遇上评审悉尼本人和他两名学生（彼得及安德鲁）的创业计划，当时我想回避，但公司负责人斯坦·弗莱明先生非要我出席发表意见，情势有些尴尬。结果悉尼到场时带来了他事先准备好的双向保密协议，与我共签，这个潜在的"利益冲突"问题就这么迎刃而解了。悉尼将友情与生意断然分割的作风至今使我感触良深。

悉尼一生绚丽辉煌，名利双至，声望空前。他刚正不阿、敢怒敢言的鲜明性格和直截了当、雷厉风行的工作作风，在成功推进他事业发展的同时也使他得罪了不少亲朋部属，其中不乏一些声名显赫的要人，由此而产生的一些流言传闻，如今已经成为颇具传奇色彩的史料，是后人认识和解读这位大贤必不可少的典故。与悉尼同辈的著名剑桥免疫学家布鲁斯·罗萨曾这样评论他：挑战强大是身材矮小的他与生俱来的进取本能，掌握主动是出身低微的他后天形成的获胜诀窍。对跨入 80 岁人生的悉尼而言，旁人如何评价，他毫不介意，重要的是他一直在做他想要做的事，而且做成了不少——科学因为他的参与而发展，人类因为有他存在而受益，刚度过 800 年华诞的剑桥大学因为他的成就而增光。

2001 年夏的一段时间，悉尼单身居住在拉荷亚海边的公寓里。我们约定在圣迭戈找一家具有上海风味的中餐馆饱食一顿。他因早年摩托车事故伤了腿骨后不宜驾车，由我来回接送。菜是我点的——本帮佳肴，酒是他选的——青岛啤酒，老少相宜，品茗对盏，海阔天空，好是快活。他的直率，他的刚强，他的敏捷，他的睿智，无不感染着我（与悉尼教授的合影见后面《成长》一文）。我与剑桥数位诺贝尔奖得主 [如爱伦·克鲁格（已故）、赛瑟·米尔斯坦（已故）、麦克斯·普鲁兹（已故）等] 均有交往，也曾得到许多金玉良言，但悉尼对我的影响是最深刻和最全面的。罢盏时，悉尼指出生物技术是从古人那里传承而来，取酵母菌酿酒不正是这一技术应用的最好写照吗?! 真是三句不离本行。愿悉尼毕生致力于研究发展的现代生物医药技术帮助他战胜顽疾，铿锵直前，永为斗士。

【后记】

沉痛悼念悉尼·布伦纳教授（1927 年 1 月 13 日—2019 年 4 月 5 日）

2018 年 11 月 13 日下午，我于出席"2018 年新加坡代谢性疾病研讨会"之际，在分子与细胞生物学研究所执行所长洪万金教授的陪同下，专程前往新加坡国立大学医院 ICU 病房，探望过正在那里接受治疗的恩师、2002 年诺贝尔生理学或医学奖获得者悉尼·布伦纳教授，捎上他喜爱的东京甜点，共同回忆早年在剑桥和南加州的难忘岁月，衷心祝愿他早日康复。一别数月，当时情景历历在目。不料却在 2019 年的清明节从韩卫平教授处获悉布伦纳教授已于当日早上在睡眠中平静地离去，悲痛之情难于言表，特发旧文以资纪念，并祝愿他老人家一路走好。

饮 水 思 源

——谈家桢先生的三次来访

谈家桢先生的第一次来访是在 1990 年的盛夏。当时，我刚刚离开剑桥，举家迁徙到美国圣迭戈市，他和夫人邱医师便成为我们在南加州落户不久后的第一批客人。谈先生在那年出国前给我来信，说因为此行有重要工作，他们夫妇在尔湾次子谈洪家稍事休息后即来我处，希望我尽力配合。不多时，我接到了谈洪的电话，要我先去位于圣迭戈市西南角的西方寺碰头，赶到后才知道同行的还有著名经济学家千家驹夫妇。由于寺内住宿条件简陋，我提出是否要换到城里正儿八经的饭店去，谈先生自然赞成我的主张，但千夫人笃信佛教，执意留下，此议只得作罢。往后几天，我一直穿梭在当地的风景名胜与这个小庙之间，尽量安排在外用餐，使两位老先生不致被斋食所困。

千家驹夫妇出走洛杉矶后一直客居西来寺。谈、千二老均是政协的要人，又是同龄，交谊颇深。那天在从西方寺前往海洋公园的路上，谈先生告诉我：他受人委托来看望正受流离颠沛之苦的千老，希望他能早日回国；即使暂时不回，也要劝他不写或少写评论，可写一些回忆录和总结经验的文章等。由于千老性格刚强，愤世嫉俗，我们还商量了一下如何触及这个话题而不引起千老的反感。记得谈话是在我家客厅进行的，二老的夫人由我太太负责照顾，我则按照谈先生的要求以晚辈身份端茶倒水，调节气氛……

临走前的那天下午，我们一起去拜访了著名历史学家黎东方教授及其夫人并共进晚餐。席间，千老当着黎教授和大家的面，感谢谈先生的诤言，说他

"这次听进去了"。这是三位历史人物的最后一次会面，黎教授此后不久即病故，千老几年后应国家之邀回到了深圳，体力渐衰，逝世前我曾两次带着谈先生的问候前去探望，他始终珍惜和感怀谈老的诚挚友谊，并为最终选择回国、得到中央的认可而欣慰不已。

谈先生的第二次来访是在 1990 年的仲秋。他独自从新泽西州幼子谈龙那里飞抵圣迭戈，住在我们刚买的新房，每天由我接送去市中心参加正在那里举行的一个有关遗传学方面的国际会议。20 世纪 90 年代初期的中国科学家手头拮据，出国费用必须精打细算。谈先生年事已高，又有午睡习惯，我坚持要在会场附近的饭店开个客房，以图周全。不料谈先生坚决反对，他说这是厉行节约的好机会，既然不过夜就无此必要。妥协的结果是我就近找到了一家名为"城乡酒店"的旅馆，通过与大堂经理反复协商，对方允许谈先生在无住店客

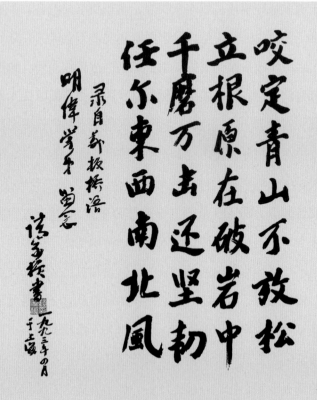

图 1-6　谈家桢先生为王明伟博士书写的立轴

人占用的情况下可利用会客区的长沙发稍事午休。一连五天，谈先生带着我太太精心准备的午餐便当，早出晚归，颠簸在我家、会场和那家旅馆之间，全程参加了这个令他极为振奋的同道聚会。

谈先生的到来，使我们当时还是四口人的小家无比欢乐。每天出门时，谈老总要亲吻一下我的两个女儿。5岁的老大比较调皮，与谈老躲猫猫时常从客厅窜到厨房又跑进卧室，谈老笑着呼唤其名紧追在后，直至"捕获"……一老一幼，其乐融融，现在回想起当时的情景依然是那么的亲切，那么的难忘。谈老在圣迭戈的起居由我太太关照，衬衫必烫，晚餐必备红酒。一次谈先生不慎把口袋装有助听器的衬衣丢进了洗衣机，事后寻找时才发现，取出后似乎无法正常使用，我们考虑必须尽快去买一副新的，但需要医生处方。焦急中，谈老出了个点子，说把助听器放在太阳下晒晒，去潮后可能会恢复功能。我即用吹风机试验，果然可行，随即"完璧归赵"，未误参会大事。多年后我们还谈论起这次有惊无险的经历，庆幸之余，还颇为自喜。

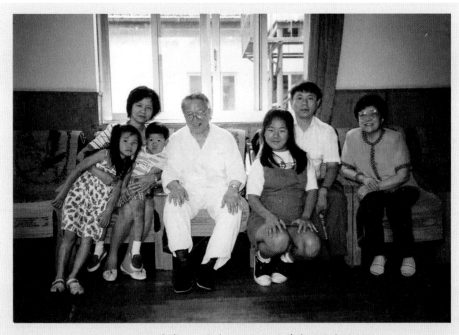

图 1-7　王明伟博士一家在无锡探望疗养中的谈家桢伉俪

　　谈先生的第三次来访是 1994 年的初冬。由于他的牵线搭桥，陈竺教授等国内科学家开始与美国的一些学术机构进行人类基因组学方面的合作研究。那年夏天在接待陈竺教授时，我们就觉得要让谈先生来看看，从而更有效地发挥他的影响力来推动我国在这一新兴技术领域的前进步伐（当时全国用于基因组学的科研经费据说仅为人民币 100 万元）。这也是 4 年后分别在上海和北京建立两个国家人类基因组研究中心的前奏。谈老夫妇的这次出访是由胜冠纳医药公司邀请的，下榻著名的距离拉荷亚海滩不远的凯悦大酒店，每天活动仍由我驱车陪同。最使他欣慰的是见到了两位久违的老朋友——弗朗西斯·克里克教授和琼纳斯·萨尔克教授。前者因为参与发现 DNA 的双螺旋结构而荣获诺贝尔生理学或医学奖，后者发明了造福人类的脊髓灰质炎疫苗，虽未获得诺贝尔奖，甚至连美国科学院院士都未选上，但他创办了举世闻名的萨尔克研究所。谈先生与两位巨擘显然十分熟悉，会晤是分别进行的。记得谈先生与克里克教授主要交流了农业生物技术对中国乃至全球经济和社会发展的影响，他们在转基因作物大规模推广方面略有分歧，但这丝毫没有影响那次交谈的融洽气氛。

　　也许是常年从事应用研究的缘故，萨尔克教授在寒暄后立即切入正题，即中国常规疫苗使用的基本覆盖面，特别是在农村和边远地区的实施状态。他还找出几篇研究报告与谈先生切磋，耗时颇长。告别前，萨尔克教授还同我讨论了神经系统可塑性原理的实用性问题，他认为免疫系统也存在类似的生理机制。事后，谈先生专门让我把他在中国预防科学研究院（现为疾病预防控制中心）相关人士的联系方式给萨尔克教授送去。9 个月后，我在第一时间把萨尔克教授不幸去世的消息告诉了谈老，他震惊良久后评论道："一个受到不公正待遇但对世界贡献比谁都大的伟人。"

　　为了满足谈先生对创业型生物技术公司的强烈好奇心，我们一起造访了多家位于圣地亚哥地区从事诊断试剂或新药开发的中小企业。除了对各类尖端技术表现出浓厚兴趣，谈老在谈话中流露出他思绪里的一个主要问题是这些公司如何盈利。他认为如不赚钱，生存总有危险，除非被大公司收购。所到之处，谈老都仔细听取情况介绍，并亲临实验室与不同肤色的科研人员热情交谈。我深知今后再次陪同谈先生参观游览美国恐怕已经成为奢望，所以几乎把他所熟悉的、当时在本地工作居住的朋友都叫来与他欢聚。谈先生似乎也明白我的心思，几次对我提到他此行非常尽兴。周末回尔湾的路上，谈先生跟我讲了许多，说到他始终坚持作为"党外布尔什维克"的不渝情怀……"这次是我最后一次出国访问了，86岁了，不得不服老啊"，他最后无限感慨地告诉我。

是的，我心中永远不老的谈先生：在异乡能够接待你一次已经不易，两次算是偶然，三次真的是三生有幸啊！我知道这是最后一次了，所以我们全家五口人今天一起远送您夫妇去尔湾，送您到爱子谈洪的家里……又到了分别时分，谈老紧紧握着我的手，眼眶里噙着的泪花，在冬日的照耀下隐隐闪烁。当我驾车上路时，反光镜中的谈老频频挥动着右手，迟迟没有离去——他那慈祥神态就此定格在我的脑海里，直到永恒。

2008年2月19日于旧金山前往上海的航班上

真 知 灼 见

——选自《药物发现：从病床到华尔街》一书中"译者的话"

认识塔马斯（Tamas Bartfai）很偶然。

3 年多前，我们发现非肽类小分子胰高血糖素样肽-1（GLP-1）受体激动剂的消息公布后，业界无比振奋。2007 年元月的一天我正好在加州拉荷亚探亲，风险投资家弗莱明（Stan Fleming）把我和好友安德鲁（Andrew A. Young）约到他办公室时，塔马斯已经端坐在那里等我们了。不料这位名扬世界制药行业的"新药猎手"毫不客气，对我们前不久在 *PNAS* 上发表的研究成果在赞扬其原创性和突破性之余大加批判，提出了一系列后来看来似乎是颇有见地及前瞻性的问题，搞得我和安德鲁一头雾水，不知所措——只有弗莱明坐在一旁频频点头。

与塔马斯的交往也很偶然。

那天回到家中打开电脑，塔马斯的邮件立即跃入我的眼帘。他说因为是应佛莱明之邀进行风险评估，所以讨论很是尖锐，令我难忘的是他最后的那句话——"我喜欢你和安德鲁"。于是，我们之间的友谊便开始了。

约见塔马斯很难——国际旅行占据了他大量的时间。2007 年夏，我邀请他作为贵宾来申城演讲，原定住上 2 个晚上，对他也算是一种放松。没想到他在抵达后的第二天上午作完报告就消失了——提前回国。这使原定的晚宴未始即终，他至今还说我欠他一顿中国美食。

担任国家新药筛选中心的资深科技顾问后，塔马斯对我们研究课题的进展

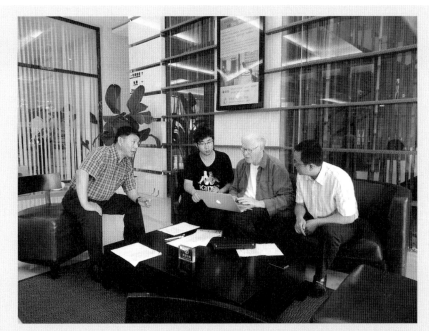

图1-8 塔马斯教授在上海张江与王明伟博士、杨德华博士和研究生
王浩男讨论研究课题

十分关心，只要有机会他都极其认真地听取我的介绍，从宏观战略到实验细节，提出了许许多多富有建设性而又十分实用的建议，并利用其资源和人脉介绍了多位合作伙伴，使我们受益匪浅。

塔马斯对G蛋白偶联受体作为药物靶点的钟爱溢于言表，他提议我们采用高脂饮食诱导的小鼠肥胖模型而非遗传性糖尿病动物进行非肽类小分子GLP-1受体激动剂的药理学研究，并对实验的设计、实施和结果分析倾注了不少精力。去年我们根据相关研究成果起草了一篇学术论文请他过目，使人特别感动的是，他居然还拖着病躯（此前他刚接受过一次需要采取体外循环措施的心脏手术）对文章作了细致的修改。或许是对我们碰巧发现全球首个B型G蛋白偶联受体激动剂的赞许，他在社交场合给了我一个颇为尴尬的昵称——"the GLP-1 man"。

2008年秋，我国启动了"十一五"期间有关新药创制的重大科技专项，研究目标深远，投资力度空前。一时间从事新药研发的人数与日俱增，举国上下跃跃欲试，大有"全民皆兵"之势。从海外媒体报道上获悉此讯后，塔马斯忧心忡忡，数度提醒我：新药开发需要时间、金钱、专长和经验，不是一种"Me too"（我也行）的生意。此时，他这本专著的日文版正好面世，于是我们便有了将其译成中文的动机（他至今尚未相信此书最终会用中文出版）。

翻译过程得到了塔马斯的全力支持，但其难度始料未及，前后耗时年余。其间，苑芸芸、周彩红、李泉、朱晏辉、张盟和曾金晶准备了译文的初稿，苑芸芸和刘怡萱在校对时付出了心血，伍晓燕、季翀及段雪萍对编译提供了帮助，本人在此谨致谢忱。

塔马斯在本书的末尾对中国和印度医药产业的崛起作了非常积极和正面的预测。现在看来他的这种认识显然是高瞻远瞩的，因为今天我们在这个领域的所见所闻不正是如此吗？

自1990年投身药物发现事业以来的二十余载，本人经历了多肽药物的开发，赶时髦地引领过中国的基因组大规模测序之浪潮，最终落户在小分子新药的筛选研究，其中感受到的酸甜苦辣与塔马斯在本书中的描述绝无二致。鉴于新药研发的失败几率远胜于成功，负面影响巨大，对心理承受能力的要求极高，所以我应该暗自庆幸磨难之余尚未精神失常。为此，在本书中不胜枚举的酸甜苦辣范例上再加上一个"痛"字，该不为过吧？

我想，塔马斯是不会有异议的。

2010年6月3日于上海

不 负 韶 华

—— 中国科学院，你给了我的人生以新的诠释

第一次接触中国科学院是在"文革"后期。中学毕业那年等待分配，无所事事，就跑到离家不远的岳阳路，通过熟人带路进了那里的图书馆。陈列的大多是时政报刊，许多图书依然封存。也许是感念于 1960 年出品的动画片《小蝌蚪找妈妈》，《中国实验生物学杂志》上一篇纪念朱洗教授的文章深深地吸引了我——这位创造了"没有外祖父的癞蛤蟆"的杰出科学家之事迹激发了我对实验生物学原始却浓厚的兴趣。只是到后来我才明白，他所创立的蟾蜍卵巢离体排卵法，为植物的引种驯化和动物的人工繁殖提供了极为重要的方法和手段。冥冥之中我未来的职业道路由此择向，成年前的朦胧感悟使我对中国科学院在心灵深处肃然起敬，原先那种抽象的景仰也开始实化。

大学时代与中国科学院的联系渐多，授课教师中不乏如迟志强教授、丁广生教授和胥彬教授等非常著名的药理学家。由于地域毗邻（仅与肇嘉浜路一街之隔），我便时常携手同学去岳阳路/太原路享受那里真实版"高楼深院"的环境。记得我们还自告奋勇地利用空闲时间在一项评价斑蝥素毒性的动物实验里充当下手，这是我平生首次参加真正的课题研究，庆幸之外也隐约体会到其中的艰辛。毕业前，不少同学为到底是从事基础还是就业临床而争论不休，弄得我也难以决断，只得求教世交金国章教授。那段时间与金教授来往颇多，他极其耐心地帮助我分析利弊，鼓励我子承父业，报考药物所的研究生。折腾好一阵子后我还是做出了放弃考研的决定，那时金教授失望的神色令我至今记忆犹

新。10 年后，金教授在赴宁波的客轮上从广播中获悉我在剑桥大学荣获"查尔斯及凯瑟林·达尔文 Research Fellow"称号的消息，专门写来长信给予鼓励，他的欣慰之情溢于言表。

与中国科学院的实质性交往始于 1992 年。当年我在美国 Amylin 医药公司的同事对戚正武教授课题组先前报道的一种新型血糖调节肽饶有兴趣，希望进一步了解相关信息。我随后通过谈家桢先生联系上了上海生物化学研究所所长林其谁教授，并迅速牵线搭桥建立了双边合作。那时对外交流尚处恢复时期，国内外往来人员不多，我们还是力排众议，克服困难，实现了中美科学家的数次对访。林教授到访南加州时不巧遇上当地的一次强烈地震，原来安排他住 14 层以享 La Jolla 美景的好意顿时成为担忧。在床上不时左右大幅摇摆的状况使他夜不成寐——天刚亮我就驱车在不见人踪车影的街巷，用最快速度将其送到幸亏尚未关闭的机场。这段经历编织了此后我与中国科学院的不解之缘：1997 年 9 月，我和生化所共同接待了英国皇家学会会长 Aaron Klug 爵士的到访；当林教授知道我在漕河泾开发区投资创业而急需人才时，便把刚刚回国的王燕小姐推荐给我。他这位能干的助手着实为后来颇有声誉的上海基康生物技术有限公司的创建及早期运行立下了汗马功劳。

加盟中国科学院缘于 10 年前的一次谈话。2001 年国家新药筛选中心搬迁浦东张江后急需领军人物。8 月的一天，时任中国科学院副院长的陈竺院士把我叫到瑞金医院，十分兴奋地告诉我，他和时任上海市市长的徐匡迪院士都竭力推荐我担任国家新药筛选中心的领导职务。由于当时我主要在浦西经营自己的企业，加之离开学术界已逾 10 年，闻讯后不知所措。鉴于我与陈院士的深厚友谊，我答应认真考虑。不久，陈院士约我到他家里长谈，在耐心解释、打消我的顾虑后，他特别提醒我不要忘了我俩早年在美国共同树立的理想。是啊，那是 1994 年夏天的事了。我在圣迭戈市接待陈竺到访时，陪他参观了多家著名的科研机构和生物技术公司，深深体会到中美之间在高新技术领域所存在的差距，心情颇为沉重。他离开前一天的傍晚，我们驱车来到美丽的南加州海边，面对夕阳照耀下的港湾和静静停泊在那里的两艘航空母舰，发出了中国何时能制造"巨无霸"型航空母舰、何时可发明"重磅炸弹"式新药的感慨。因为美国的默克（Merck）公司当时是位居全球榜首的医药巨头，我们便有了打造中国"默克"的宏伟心愿。此情此景，而今回想起来还是那么清晰，那样令人激奋。此后不久，我便踏进了中国科学院的门槛。

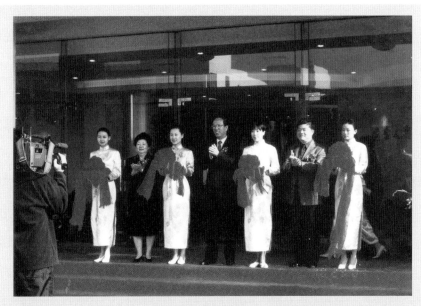

图 1-9　国家人类基因组南方研究中心新址启用仪式

受聘于上海药物所后，我有幸先后参加了数个由陈凯先院士领衔的重大科研项目。我们采取跟踪、引进和接轨的务实策略，从筛选模型、检测技术和样品资源三个方面角力竞争，建立和发展了我国自主的药物发现技术体系。在陈院士的积极鼓励下，我们在国外启用 High Content 筛选技术不久即着手跟进，早在 2004 年就建立了这一关键检测平台。当时对于如何翻译"High Content"这个专有名词，仁者见仁，智者见智，同道们难以达成一致。陈院士知悉后，多次索要信息资料，与我反复讨论，在对相关技术有了实质性的理解后，他决定在"高容量"和"高内涵"这两种译法中选择后者。如今高内涵药物筛选技术在国内外都得到了广泛的应用，而我国在这一高新技术领域几乎是与先进国家同步发展的。中国科学院对前沿学科及核心技术的敏感性是通过其奋战在第一线的科研人员得以显现的。前几年，丹麦诺和诺德公司宣布放弃研发小分子药物后，其耗时15年建立、存量约为50万个样品的化合物库之去向立即引起了多方关注。出于职业本能，我当时就觉得机不可失，于是在2008年春节前一个下着大雪的夜晚，把陈院士和沈竟康学长约到好望角大酒家商量对策，决定分头行动，为引进这样一个大库，在审批、运输、入关和保藏等许多方面进行协调。在落户张江后，丁健院士不辞辛劳，次年就争取到中国科学院对国家化合物样品库大力度且可持续的支持。作为重大科技基础设施，建设和发展国家化合物样品库现在已被列为"十二五"重大科技专项的主要任务之一，中国科学院的前瞻性眼光和引领性胆略在此可窥一斑。

也许是此前长期从事创业活动的缘故，我喜欢标新立异，追求个性。在主持国家新药筛选中心工作的早期，以及应裴钢院士之邀担任上海生命科学研究院研发研究生学位评定委员会主席期间（2002—2004），我曾大刀阔斧地推行改革，作风严厉，行事快速，加上口无遮拦的"性情中人"习性，当时确实引起了一些批评和责难，以至于陈竺院士要以"举贤不避亲"的公开表态来力排众议。逐渐地，我学会了妥协，知晓了通融，在中国科学院海纳百川的文化熏陶下，培育着"不自恃，不自敝，学为我用，有容乃大"之胸襟。在入选中国科学院"百人计划"后不久，那时分管筛选中心的副所长丁健教授专门找我，以他在药物所工作十余年的切身体会建议我重返科研舞台，建立自己的课题组。他指出，我创业前曾经接受的良好训练和积累的学术素养一定可以在中国科学院的良好氛围里有所作为。记得谈话是在太原路16号老楼，他那朝北的办公室里展开的。尽管当时正值严冬，寒风从那老旧木窗的缝隙中飕飕吹来，但丁教授那番语重心长的教诲却使我倍感温暖，尤为亲切。于是便有了我后来8年的一系列研究成果，虽不辉煌，却有建树。2006年的最后一天，丁所长为我们课题组发现全球首个B型G蛋白偶联受体激动剂举行了新闻发布会，陈竺院士也到场祝贺。席间，我除了提及他4年前的"循循善诱"外，还专门感谢他长期以来对我的支持、鼓励、宽厚与包容，场面好是感人。那天，我们着实"共享"了激动的泪水。其实，这些年来我充分感受到了中国科学院自由清新的学术气氛和严谨不苟的治学态度：这里人杰地灵，竞争中蕴育合作；这里平等公正，卓越时不忘提携。我和凯先、丁健、竟康一起见证了中国科学院，不，是中国科学技术的飞速发展。他们是我的师长、我的领导，也是我的同仁，但我更把他们看作是我的战友。

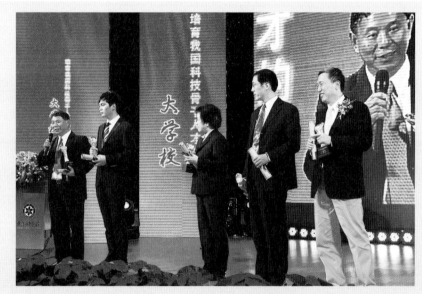

图 1-10　王明伟博士（左一）在获得中国科学院征文一等奖后发表感言

随着国家新药筛选中心知名度的不断提升，国际交流活动与日俱增，原先对我们不屑一顾的跨国药企高管们接踵而至，淘金挖宝的风险投资商和知识产权买办们争相造访，葛兰素史克公司的研发主席甚至带领其庞大团队主动上门了解首个 B 型 G 蛋白偶联受体激动剂——Boc5 的发现经过，与有功人员一一会面。我们亲身体验了原始创新之崇高以及由此带来的无比尊严。我们正在走向世界，对的，我们已经迈出了坚实的一步。于是，我出国访问时在默克，在田边，在诺华，在施维雅，在诺和诺德看到了高高飘扬的中国国旗。终于，作为中国科学院的一员，我感受到了难以用语言表达的那种由衷的骄傲。很快，我将走完受聘于中国科学院的第 10 个年头。十年树木，作为人生旅途之标记，10 年也不是短距里程。我有时也在反思，在进入中国科学院"同工同酬"之前从未在一家单位停留超过 4 年的我，为什么有如此坚韧的耐力，为何还准备耗上另一个十年？答案也许十分简单，中国科学院给予我们的不仅仅是一个岗位，一份工作，更重要的是一种责任，一项事业。与祖国同呼吸共命运，与中科院同进步共发展，这种以主人翁的姿态使自身价值和才华得以充分展示的机遇，不正是我们所苦苦追求的吗？

也是到中国科学院后才结识但很快成为好友的郝小江教授和我一样，很喜欢电视剧《亮剑》中的主人公李云龙，他还鼓动我有空去阅读一下故事的原著。是啊，我们虽年岁渐高，但激情未衰。每当我们怨气冲天、牢骚满腹的时候，他说去看看升旗，去听听国歌，回来又开始"亮剑"，仍旧劳碌春秋，一样奔波"革命"，这不正是我们作为"铺路石"的这代人平常而隽永心怀的真实写照吗？"木欣欣以向荣，泉涓涓而始流"——诗人陶渊明当年对田园和劳动生活的赞美，不就是如今我们对中国科学院承前启后、蒸蒸日上的创新文化之切身体会吗？

2011 年 7 月 26 日于美国加州

金 石 良 言

自 2007 年初邂逅塔马斯以来屈指已近 8 年。在我组织翻译他第一本书《药物发现：从病床到华尔街》的那两年，他已经着手准备《药物发现的未来：谁来决定治疗哪些疾病?》这本新书的撰写。曾有不少次塔马斯用极其兴奋的口吻跟我谈他的思路，聊他的困惑，给我看他的草稿。起始的那会儿，他已经断言非要我来搞定中译本了。

在他非常频繁的国际旅行中，完成这篇大作并非易事。在大约 3 年 (2010—2012) 的成稿时间里，有三件令我印象深刻的事情，现在回味起来也感触良深。

首先是圆梦。我立志建设国家化合物样品库，在一定程度上是受到塔马斯的鼓动和激励。他是高通量药物筛选的忠实推行者，在我们先前的交往中，他不时地要我去劝说高层狠下决心建一个可供世人分享的样品大库，不仅因为这是"创新之源"，而且他始终相信中国应该也定能做成。塔马斯来过上海两次，每次都给我留下了难以忘怀的回忆。还记得，在我驱车带他领略张江高科技园区那一大片密集服务外包公司的区域时，他让我停车，然后以十分严肃的态度说道："记住，创新是与世界竞争，服务乃和价格困斗。"说完这句，他又一本正经地补充道："明伟，告诉你的领导。"当时对我而言，自然是十分震撼的。而后，每当我回想这个场景的时候，对其深刻的含义总有新的体会。虽然是几年前的事了，塔马斯对生物医药行业的服务外包前景之展望在《药物发现的未来》书中有精辟的阐述，而他那种从骨子里呼唤创新的精神深深地影响了我对引进、建设和发展大规模化合物库的理念、思路和实践。

2012 年秋，塔马斯第二次来沪，来到我和同道一起呕心沥血 3 年余建成的国家化合物样品库。在这个设备先进、环境优雅、充满文化和大气有致的科研设施里，塔马斯像往常一样，毫无赞美之言，却跟我走完了全程的四个楼面。即便我从多位第三方那里对塔马斯的褒扬时有耳闻，但迄今为止他从未当面说过一句关于我的好话。相反他总是那么具有批判性，他的反向激励和充满智慧的交流令你感到汗颜的同时又是那样的振奋，品味着感悟和领悟的滋味。那天丁健院士宴请塔马斯伉俪，在驱车前往思南公馆的路上，他从前排座位上蓦然回首，问道："明伟，你需要一句口号！"当我还在诧异时，他不紧不慢地从裤袋地掏出一张空白便笺随手写道："国家化合物样品库：明日新药之源。"我顿时醒悟，体验到他心中的认同、骄傲和期许，这种坚定而高瞻远瞩不正是对未来的我们最好的鞭策吗?！从那时起，这张便条就贴在我的桌前，每每诵读回味——真的不知道世上是否还有比此更为深切的赞许了。

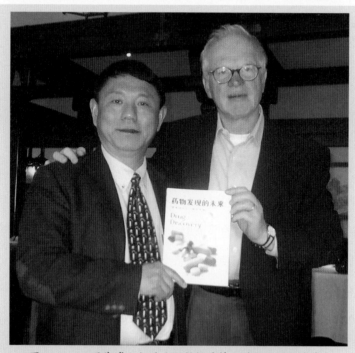

图 1-11　王明伟博士与塔马斯教授手持《药物发现的未来：
谁来决定治疗哪些疾病?》中文版的合影

　　塔马斯近年来体弱多疾，一次外出途中还在纽约做了使用体外循环的心脏手术，此后便经常隐居在德国与奥地利交界的边境小镇 Bad Tölz。2012 年初春，我趁在慕尼黑过境之际专程前去探望。虽然我在与他沟通时觉得从距离来看此行不会太远，但实际搭乘火车时因中途需要转车耗时不短。那天大雪纷飞，我们说好快到站时给他电话，然后我在小站出口候车待接。使我始料未及的是，当火车缓慢驶入站台时，我从远处就看到塔马斯孤坐木椅，在鹅毛大雪飘洒下静静地等候。下车寒暄后，我刚要问他为何不在室内而非要在露天站台上顶风冒雪地等待，哪知他不紧不慢地从严严实实披裹的大衣胸内口袋里掏出一杯焦香与体热并存的咖啡让我品尝："按理到此我们先喝咖啡然后午餐，你就来这么两个小时，这道程序就免了，但你走后不能说我没带你去这家 Bad Tölz 的百年老店。"那天我们谈得极为欢畅，其间自然涉及本书中的一些主题。那时塔马斯也开始准备他的第二次中国之行——参加中国科学院上海药物研究所 80 周年所庆的活动，我们谈到了他应邀将在上海进行的主旨演讲，讲到了 G 蛋白偶联受体研究的前沿方向，当然也说到了艺术——他的另一项钟爱。塔马斯自己不作画但善于收藏，特别是近现代抽象派作品。在其寓所，他带我参观了一些收藏，自然有撼人之作，我亦得其垂爱，获赠萨尔瓦多·达利（1904—1989）小尺幅作品一幅，其抽象含义至今未得要领，只知似乎与疾病和战争相关。

　　塔马斯那年秋季的来访正值我们如火如荼地投身解析胰高血糖素受体结构的会战中。他对我当时把全组力量用来支撑结构生物学合作伙伴的做法颇有微词，在认可"值得一搏"的同时，让我组织力量来对他认为重要的四个孤儿型 G 蛋白偶联受体进行攻关。受我们既往与塔马斯合作所取得的成果之鼓励，我们投入了精兵强将，经过一路"斩杀"，去三留一，在对其中一个受体的研究中获得了颇有临床意义的原创性发现。有段时间塔马斯时常通过互联网与我们交流，对实验细节和研究方向提出了一系列建设性意见，有时入微到极致。于其位，他完全不必如此。他之所以有此为，一是他在本能上对揭示未知的酷爱，二是我们之间的互认：除了私交之外，很是相同的行事作风——敢想、敢说、敢做并且做成。鉴于健康的原因，再度访华恐怕不是塔马斯之所能，但他从未停顿过宣传中国这些年在研发投入和成果产出上所取得的巨大进步，这点不仅在《药物发现的未来：谁来决定治疗哪些疾病？》书中前后多有正面评述，而且他也时常介绍其在生物医药领域的熟人来上海交流切磋，这种努力已经形成了多项国际合作，使我本人也从中受益颇多。

在翻译《药物发现的未来：谁来决定治疗哪些疾病？》期间，我与塔马斯和格兰姆有多次专门的交流。后者英式口语化大段破句的写作风格加上频繁使用否定之否定言词的习惯，着实让帮助我起译此书的研究生和年轻同道不知所措，我只得从头开始，逐字逐句地校对重译，费时 4 月。因属业余加之繁忙，大部分是在航班上和出差地完成，历经京都、热海、东京、成都、昆明、西双版纳、纽约、伊萨卡、尼亚加拉瀑布、圣迭戈、帕罗奥图、澳门、广州、北京、大连、沈阳、圣何塞、新加坡、杭州、弗雷斯诺、奥克兰、皇后镇及墨尔本等地，当然还有大本营——上海，也算是对承诺塔马斯的事做个交代，他的愉悦之情从其为本书中译本撰写的序言中便窥一斑。希望他体现在本书中的真知灼见如上一本畅销的读物一样，给中国读者带来启示，引起反思，产生共鸣。

那天午后离开 Bad Tölz 时，风还在刮，雪仍在下。说好了把我放在小站门口他便驱车回家，却又成了空头承诺。当我走上大雪覆盖下的站台没过多久，塔马斯又来了——原来他去停车了。他说，很多友人说要来小镇看望他，而且有人说了好几回，但真正来的只有两位，在我之前是他的"老板"兼好友——Richard A. Lerner 教授（美国 Scripps 研究所前任所长）。他说他很珍视友谊，他知道从上海到这个小镇所要付出的努力，他至少能做到的就是好迎好送。我没有多说什么，我理解这位饱经沧桑但又成就非凡的长者的心中感受。

火车徐徐进站了，我们应该道别了。"明伟，下次来时多待一点时间，我带你去那家咖啡馆，"他频频说道。在火车起动行将驶出站台时，塔马斯突然起步，随着火车前行方向追赶了一程，他脱去了手套的右手在那里不断挥动。我顿时转过头去——不想让他看到我已泪盈眼眶。此后，我又跟许多人谈到了塔马斯的睿智、忠诚、友谊和直率，不过还加了一句："男人的感情是深沉的。"

完成译稿那刻我便告诉了他，回复还是那样的言简意赅："You are one of a kind! Dear Ming-Wei。"（"亲爱的明伟，你就是那种人！"）其实，塔马斯才是那样的朋友、师长和同道，一生中很难遇到几位。

2014 年 8 月 30 日于澳洲墨尔本

友 好 使 者

——记谈家桢先生 1994 年秋在美国南加州与两位科坛巨擘的会晤

  1994 年秋季至冬季，谈家桢先生携夫人邱蕴芳医师在美国南加州探亲期间，应邀再度访问圣迭戈市（San Diego），由我负责接待。11 月 3 日下午，我陪同二老前往坐落在 La Jolla 海边的萨尔克生物科学研究所（Salk Institute for Biological Studies），会晤了谈先生的两位老朋友。

  谈家桢伉俪首先来到研究所办公区，受到时任代理所长、1962 年诺贝尔生理学或医学奖得主、DNA 双螺旋结构的发现人之一弗朗西斯·克里克博士（Francis Crick，1916—2014）的亲切接待。他俩以前在国际会议上相识，这次会晤正逢中国改革开放事业进入新的发展阶段，交流的话题主要涉及科研环境和学术探索等问题。克里克博士知道谈先生早年因坚持摩根学说而受过迫害，所以很关心谈先生当时的处境。谈先生表示他已经不可能从事实验研究了，培养学生和促进交流是他的主要工作。克里克博士讲到自由探索在很大程度会受到特定学术环境和政治体制的影响，需要经费支持就无法随心所欲，所以他热衷的神经可塑性研究也主要聚焦理论的层面。交谈结束时，谈先生特别邀请克里克博士拨冗参加 1998 年夏在北京举行的世界遗传学大会，克里克博士以英国人特有的幽默回答道：如果能为萨尔克研究所招聘到一名杰出的所长，一定认真考虑。

  而后，我们一起前去拜访萨尔克研究所的创始人、脊髓灰质炎疫苗的发明人乔纳斯·爱德华·萨尔克博士（Jonas Edward Salk，1914—1995）。谈先生对这位行医出身的著名实验医学家极为推崇。萨尔克博士对人类健康事业的贡献巨大，举世公认，但由于种种原因既没有荣获诺贝尔生理学或医学奖，也未入选美国国家科学院院士（谈先生当时已是美国国家科学院的外籍院士）。记

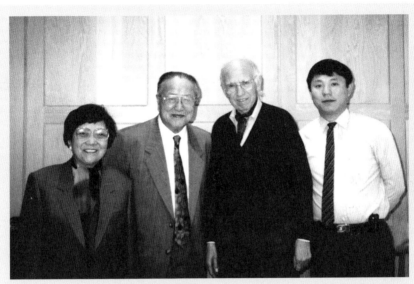

图 1-12　王明伟博士和谈家桢伉俪在美国南加州与萨尔克教授的合影

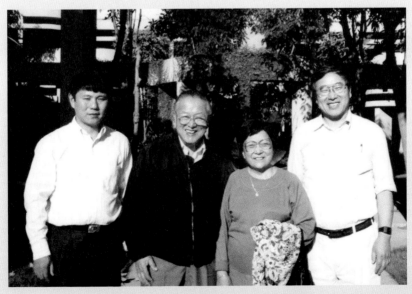

图 1-13　王明伟博士与谈家桢伉俪和谈洪在美国南加州的合影

得他们当天碰面时非常亲热，首先交换了几位共同相识友人之近况，特别谈及其中一位朋友的病情。萨尔克博士向谈先生介绍了他当时在做的研究课题，饶有兴趣地询问了谈先生所在大学的教育和科研的情况。他提到萨尔克研究所有不少来自中国大陆的留学和进修人员，留下的多，回去的少，这些人会逐渐成为美国生命科学研究领域的有生力量。谈先生则强调他的使命之一就是要说服中国政府不断改善科研条件，吸引海外学子回国服务。

这两次会晤的持续时间不长，而今三位主人公和谈师母也已相继离世，但他们的伟大风范和崇高品格给我留下了深刻的印象。那个周末，我携全家驱车将谈先生送回尔湾市（Irvine）其次子谈洪家中，一路言笑甚欢，听到老人家对往事的诸多回忆和感悟，极为珍贵。

山 高 水 长

—— 记与谢希德先生的一次会晤

1999 年初夏，和我在漕河泾新兴技术开发区合作创业的美国著名生物技术风险投资家 Kevin J. Kinsella 先生（南加州拉荷亚市 Avalon Ventures 的创始人）来沪访问，在繁忙行程中希望会晤麻省理工学院的学长、复旦大学原校长谢希德院士。由于只有一档晚上时间有空，在与复旦大学有关部门联系时我很是犹豫，不料谢先生知晓后一口允诺，并坚持派车前来接应。

会晤安排在衡山路上海富豪环球东亚酒店的餐厅。始料未及的是那天晚上谢先生亲自坐车来新锦江大酒店接送我们，理由是"来回顺道"。Kevin 首次访华是 1989 年的春天，在谢先生和谈家桢院士的引荐下，受到时任中共上海市委主要领导的亲切接见。而后，他与复旦大学时有接触，并在 20 世纪 90 年代中期安排了毛裕民、薛京伦和李育阳等教授前往南加州参观他所创办的 Sequana Therapeutics 公司（后与 Applied Biosystems 公司合并），旨在合作开展人类基因组测序研究。

当晚的菜肴十分清淡简素，席间主要交流了三项内容。

首先是谢先生详细询问了 Bill Cloherty 先生（卒于 2016 年 12 月）的健康状况。这位在美从事国际商务咨询的知名贤达是谢先生和 Kevin 的共同朋友，虽毕业于哈佛大学，却热衷于帮助麻省理工学院的校友建立与中国的联系。也许因为夫君曹天钦院士（卒于 1995 年 1 月）早年留学英国剑桥大学的缘故，谢先生还专门询问了我在剑桥的求学经历包括所属学院和所学专业等情况。她告诉我们，她正在接受乳腺癌的治疗，对创新药物特别关注，也有亲人在从事这方面的研究，知道其中的艰辛与不易。

第二项内容是交流高校科研成果转化模式。Kevin 向谢先生介绍了美国风险投资机制对创新创业的促进作用。他以 1994 年出版的畅销书《十亿美元的分子》（*The Billion-Dollar Molecule*，作者 Barry Werth）为例，生动地讲述了该书中涉及他本人的一些成功经验。谢先生悉心聆听，不时地提问。记得当时她主要关心谁是创业主体以及如何建立学术研究和产品开发的双向通道，特别是校方的管理责任等。正好次日下午 Kevin 应陈竺院士的邀请，在上海第二医科大学有场相关内容的演讲，谢先生记下了具体信息，说要转告复旦大学的老师。的确，第二天在 Kevin 演讲结束后有多位复旦学人留在会场与他交谈切磋，气氛活跃。

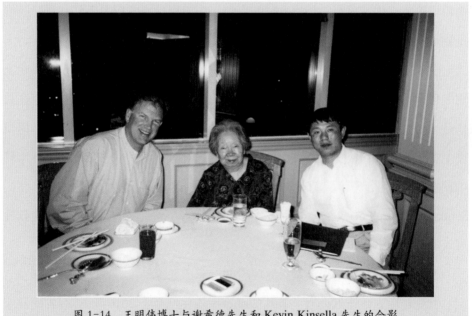

图 1-14　王明伟博士与谢希德先生和 Kevin Kinsella 先生的合影

最后他们讨论了如何帮助麻省理工学院与在华校友建立有效联系渠道等事宜。由于谈话内容涉及一些私人交谊，我想走开，不料谢先生和 Kevin 都说大可不必——"MIT 学长的后代不必回避"——原来他们把我和外祖父倪尚达

（近代物理学家，1923 年毕业于麻省理工学院，卒于 1988 年 9 月）联系在一起了。在谈到邀请国内校友参加该校的海外联谊活动时，Kevin 提出可以承担在美的接待工作，两人同意就此保持沟通，早日落实。考虑到谢先生的健康状况，那顿晚餐持续的时间不长。令人格外感动的是，她把我们送回酒店时还专门下车握手道别，谁能想到这竟然是最后一次：2000 年 3 月，她永远离开了我们。

2021 年 2 月 9 日于上海

附：

他，像树一样坚守着自己的天空

——采访中国科学院上海药物研究所研究员王明伟手记

2021 年 3 月 3 日，一个雨后初晴、春阳朗照的日子。

乘坐在地铁 2 号线上的笔者知道，过广兰路后的下一站是金科路，这是采访中国科学院上海药物研究所研究员王明伟博士的下站点。按照预约来到王明伟的办公室，他热忱接待，语声洪亮，显示出特有的睿智和自信。使笔者感到诧异的是，这位博士的办公室才 10 平方米左右，仅一张简易的写字台、一台电脑、两把椅子和一张沙发。抬眼看见的是办公室南窗外的几株亭亭玉立、正鼓起花苞的白玉兰。笔者对这位科技精英的采访就在这简陋的办公室中开始了——

入驻科学城

这世界上，取得成功的人是那些努力寻找他们所要机会的人，如果找不到，他们就去创造机会……

——摘自王明伟《灵感与抱负》

从王明伟看好张江到入驻科学城，时间已经悄悄流淌了 27 个春华秋实。1977 年恢复高考，王明伟以出色的成绩考入上海第一医学院。毕业后分配在上海第六人民医院骨科工作，两年后他先后前往美国加州大学洛杉矶分校医学院和英国剑桥动物生理学研究所研修。20 世纪 80 年代末期他在剑桥大学攻读博士学位，毕业后再赴美国从事新药研究。

1994 年，当王明伟随着来自世界各地的留学人员一起首次来到张江时，当时的张江高科技园区建立还不到两年，管委会的办公用房只是一幢被农田包围着的铁皮矮楼，在周围参差不齐的农作物映衬下显得极不相称。而彼时的王明伟已经在剑桥大学医学院、美国爱密灵医药公司等多家科研机构和制药企业从事研究多年，并在国际知名刊物上发表了数十篇学术论文，成为多种国际学刊的审稿人，获得多个研究奖项。那一年，他与合伙人一起在美国圣地亚哥建立了自己的公司，参与基因组学的研究。

1997 年，王明伟回到上海，先后创办了上海斯威医药化学技术有限公司、上海基康生物技术有限公司和上海东浩医药生物企业有限公司等企业，领导研发型高科技企业采取与国内外主流结合、共同建立配套实验室的方法，在基础研究及开发创新方面取得了一系列具有国际显示度的成果。因较早回国创业，办公司时自然选择了上海西部业已开发的漕河泾新兴技术园区，但王明伟仍一直关注着张江"药谷"的成长，并保持着密切的联系。

2001 年，在时任上海市市长徐匡迪和时任中国科学院副院长陈竺的共同举荐下，王明伟以"海空陆战队战士"的身份（下海后上岸）从漕河泾开发区来到张江"药谷"，担任国家新药筛选中心的负责人，完成回国后的第一次角色转换。

在坚守中壮大，在壮大中坚守，大自然中的树木可谓是典型的代表了。张江从高科技园区兴建开始一路前行也一路见证，很多人来了又走了，真正耐得住寂寞、沉得住气的还是不多。王明伟对笔者介绍说，留下来的我们既是同事又是战友，坚持不懈的原因很简单，即希望在张江成就事业。

王明伟告诉笔者，他认为人文精神对于科学想象力和技术创造力的影响是毋庸置疑的。1997 年夏秋，他曾在南加州两度接待张江高科技园区代表团的到访，异地相逢，尤为亲切。来到北美著名风景地，王明伟自然想到要带这批老乡好好畅游一番。但他纳闷的是，来客对此并未表现出浓厚的兴趣，而对前沿研究项目和造访当地高科技公司却表现出极大的热忱。这与当时成群结队的公费"旅游团"形成了鲜明的对照——张江人的创新精神令他感慨良久。

之后，王明伟和张江高科技园区的几届负责人均有交谊，他目睹了张江的成熟、变化和发展进程，十分感佩张江创业者的敬业精神和务实态度，这为园区的基础建设、招商引资、项目孵化和国际化运作奠定了扎实基础。他认为张江文化浸润着开拓进取、追求卓越的精神内涵，而张江人也一直秉持突破自我、锐意创新、敢于冒险和面向未来的理念，披荆斩棘，一路高歌，一路辉煌。

王明伟去过不少著名的科学园区，也曾在位于英国剑桥和美国圣迭戈的高科技园区学习、工作和生活过。他认为，如果说剑桥科学园以其学风严谨而闻名，圣迭戈则以其专业聚焦而立足，那么张江正在兼具这两种特色。在经济不断全球化的今天，张江正以高昂的姿态大踏步地向国际化迈进。产业组成和人才结构的多样化也给张江增添了强劲的综合竞争力——从王明伟情不自禁的话语中，分明可以感受到其对加入张江人行列而充满了自豪……

从 1992 年张江高科技园区创建之初播种"科学树苗"到 2021 年，历经 29 载春夏秋冬，这片沃土滋养了"科学森林"——也许广兰路与金科路的站名并没有鲜明的逻辑关系，但笔者体会到两者在张江却有一种特殊的关联，那就是贵在有了种树一般的热忱与意识，方能有理想愿景的抵达与收获……

执掌样品库

一个真正的领导者有独挡一面的自信，有做出艰难决定的勇气，也有倾听他人需求的耐心。他并非生来就是领袖，而是其高尚的动机和正直的行为使他成为领导者。

——摘自王明伟《灵感与抱负》

采访后的第二天，王明伟就主动在微信里发给笔者一个视频，是他的一次演讲，这对我的采访工作无疑是提供了便利。他的报告虽然讲的是新药研制，也有专业性的语言，甚至还穿插英文，但这不妨碍普通听众对他演讲内容的理解。他深入浅出的演讲、充满哲理的解析和机智诙谐的表达极具吸引力，不时迎来阵阵掌声。王明伟演讲的题目是"寻梦、追梦、圆梦"，他引用"无中生有"的成语作为开场白，讲述他创建国家化合物样品库的心路历程。

2003 年，王明伟在时任国务委员陈至立的鼓励下，开始筹划创建国家级化合物样品库。至 2008 年，通过不懈努力，他说服了丹麦诺和诺德公司将其耗时 15 年建设、储量为近 50 万个样品的化合物库无偿捐赠给中国，国家化合物样品库由此得以建立。

王明伟沉浸在兴奋的回忆中，他介绍说，国家化合物样品库采取统一的存储标准和管理技术，对入库样品按其状态、浓度和使用频率分别存放于常温、冷藏和冷冻三种环境下。利用国际通用的信息管理系统对化合物的获取来源、化学结构、理化性状、检测结果、储存条件、保有储量和筛选数据等信息进行有机整合，使之成为服务新药研究的重要物质资源。国家化合物样品库及其卫星库实行"统一标准、分地存放、集中管理、协调使用"的创新性经营模式，做到"专储设施、专用电脑、专配软件、专人管理"，构建可同步进行双向、多向，不受时间、空间和地域限制的网络资源和技术平台，通过样品外供和模型内引，不仅提高了化合物的使用效率，还助推了客户的创新创业活动，增强了我国药物研发的国际竞争力。

王明伟分析道，这个公共资源平台在张江能够首战告捷有很多的因素。首先，得益于国家的创新战略——化合物数量和结构多样性代表着药物源头创新的物质基础，建立相应的资源平台体现了国家意志。其次，这个项目创立伊始就得到各级领导的重视，一路走来他们给了了不少非常务实的帮助。再者，张江从 20 世纪 90 年代初发展至今已经形成规模，接下来如何保持其前进势头和创新优势，"国家化合物样品库"的概念和实施也许是众多答案之一。这个举措为张江在药物创新的最前端进行了无法复制的布局，丰富了其作为"中国药谷"的内涵，符合创新驱动、转型发展的战略。同时，样品资源本身也体现了新药创制的一种基本能力，关系民生，给力健康，其长远意义显而易见。之后，在国家重大科技专项基金的持续支持下，国家化合物样品库的储量与日俱增，如今已超过220万种，其规模居亚洲之首，在全球公共化合物库中名列前茅。目前，国家化合物样品库包含位于张江的核心库和6个分布在京、宁、沪、杭的卫星库，以及6个处在辽、津、浙、粤、滇的区域性资源中心，今后要逐步扩展至海南和港澳地区，通过资源整合和协调应用来充分发掘化合物样品的药用价值。

围绕国家化合物样品库，王明伟介绍了这样感慨颇深的一件事：2012年秋，药物研究与研发领域的泰斗、《药物发现的未来：谁来决定治疗哪些疾病?》英文版原著作者塔马斯教授第二次来上海，来到王明伟和同道一起呕心沥血三年多建成的国家化合物样品库。在这个设备先进、环境优雅、充满文化和大气有致的科研设施里，塔马斯像往常一样，毫无赞美之言，却跟着王明伟走完了全程的四个楼面。即便王明伟从多位第三方那里对塔马斯的褒扬时有耳闻，但迄今他从未当面说过一句赞扬王明伟的话语。相反他总是那么具有批判性，他的反向激励和充满智慧的交流在让你感到汗颜的同时，又是那样的振奋，令人从中得到品味与感悟。那天丁健院士宴请塔马斯伉俪，在驱车前往思南公馆的路上，塔马斯教授从前排座位上蓦然回首，说道："明伟，你需要一句口号！"当王明伟还在诧异时，塔马斯教授不紧不慢地从裤袋里掏出一张空白便笺随手写道："国家化合物样品库——明日新药之源。"王明伟顿时醒悟，体验到这是塔马斯教授对样品库的认同、骄傲和期许，这种坚定而远瞩的目标不正是对王明伟最好的鞭策吗？从那时起，这张便条就贴在王明伟的桌前，每每诵读回味——真不知道世界上是否还有比此更为深切的赞许了。

"明日新药之源"——王明伟重复了一遍塔马斯教授的肯定之语，充满欣慰地指出，国家化合物样品库从无到有，从小到大，其存在之必要性得到了公认，正在引领我国药物的源头创新，从而也把坐落在张江的国家化合物样品库放上了世界地图，令人自豪。

犹如已有 20 年树龄的树干正在日渐粗壮，树冠正在日渐稠密，王明伟作为国家特聘专家、国家新药筛选中心主任、国家化合物样品库主任众多的身份，显示他 20 年深扎科学沃土的根须已经越来越深广。记得首次采访时王明伟曾跟笔者说道，学成回国屈指算来已有两个 10 年：前 10 年是创业，后 10 年是创新，为的都是圆梦——做出中国创制的新药来。其实，一个人在有限的生命里，花 20 年时间坚持梦想首先就不易，而最终如能做成更加不易，其间不光要耐得住寂寞，而且要挡得住诱惑。像我们要把国家化合物样品库放上世界地图就是一种梦想和使命。任何梦想一定要有可实现性，要由一个个小小的梦汇聚而来，就像积水成河、百川入海那样。梦想不可能一蹴而就，而要一滴一滴地积累，一步一步地践行。单位里有位在职 10 年的老员工，他并不出类拔萃，但做事踏实。有人问他在这里忙乎了 10 年后的最大感触是什么，他回答说："跟着这个团队从来只向前看，绝不往后看，做得出事情来，一直有奔头。"他说的"奔头"就是小小的梦，怀着梦一路前行，不问过往，这就是梦想的力量。

王明伟介绍的这位老职工朴素的话语，使笔者再次联想到了树的品格：一个劲地往天空中生长，然后生机勃勃；一个劲地往粗壮里成长，然后撑起硕大的树冠。坚信定位，坚持站位，在创新创业的方位中不断攻关前行，这一执着的品格体现在王明伟立足张江 20 年的朝朝夕夕。

坚守抱负中

历史上最显赫成就和最惊人失败之间的差别，往往就在于是否能够持之以恒。走上去，走下来，绕过去，或穿过来，但绝不放弃……

——摘自王明伟《灵感与抱负》

在又一次采访中，王明伟赠给笔者由他编撰的《灵感与抱负》一书——一幅幅精心选取的图片下面附注着隽永的话语，充满着思辨的深邃哲理——在建设国家化合物样品库的同时，王明伟萌发了营造得以凸显现代文化之内部环境的念头。于是，他忙里偷闲，在助手们的帮助下经过翻箱倒柜、精挑细选、咬文嚼字和配图调色等多道繁复工序，完成了此段中西合璧、与这座国际化程度极高的重大基础科研设施交相辉映的文化之旅，以多种形式与读者和观众分享，希望能共同驻足、品味、联想与共鸣，直至共勉、共往。

王明伟信奉"除非你超越现有，否则永无进步"这句话。他曾率领研发团队，经过 4 年多时间的不懈努力，终于发现了全球首个非肽类小分子 B 型 G 蛋白偶联受体激动剂，被国际医药界公认为"不仅会使 2 型糖尿病的治疗发生革命性变化，而且将开辟以口服非肽类小分子模拟肽类激素作用的新纪元"。

乔布斯曾说："创新是引领者与追随者最大的不同。"王明伟曾经主持建立了国内首个高内涵药物筛选技术平台，使我国在这一关键技术领域迅速达到世界前沿水平。他采取灵活双赢的形式，积极推动国际合作，在创新药物研究技术、经验、资源和人力等方面力图实现最大程度的优势互补和整合强化，成功地与总部位于北美洲、欧洲、大洋州和亚洲的数十家医药企业及高等院校和科研院所建立了战略伙伴关系，被国内外主流媒体跟踪报道。同时，他还先后出任过 973 计划、中国科学院知识创新工程重大项目、"国家科技重大专项"和 863 项目有关新药筛选或药物发现资源平台建设的课题负责人，迄今发表英文学术论文 240 余篇，获得国内外发明专利授权 63 项，2002 年获得上海市"白玉兰纪念奖"，2005 年荣获国务院特殊津贴，2011 年被授予"国家特聘专家"称号，2012 年获得上海市"白玉兰荣誉奖"，被推选为"全国优秀科技工作者"。

王明伟认为，积极的态度是一股不可阻挡的强大力量，只有全身心投入才能保证实现目标。2015 年，王明伟又添加了新的身份——复旦大学药学院院长。在担任复旦大学药学院院长的 5 年多时间里，王明伟肩负了立德树人的使命。在采访中，他送给笔者一本名为《师者所以传道授业解惑也》的小册子，其中收集了他的8篇演讲稿，尽管是在新生入学和毕业生离校时所作的演讲，但其内容很具有普遍性。王明伟从不同角度告诫学子如何看待学习和生活，他以选择、成长、坚守、追求、守信、授业、解惑和传道作为切入点，阐述与人生活息息相关的理念和感悟。

王明伟曾结合他在张江的经历告诉学生，当年第一次来张江时，他们这批来自世界各地的留学人员面对一片郁郁葱葱的农田，静坐在简陋的会议室里聆听管委会领导做远景规划介绍。座谈时，大家议论纷纷，似信似疑，但谁都没想到，当年的"平面模型"已经变成如今生气勃勃、举世瞩目的张江科学城。在药学院2017年毕业典礼上，他在题为《坚守》的致辞中满怀深情地勉励自己的学生，展望若干年："你们当中有没有牛人，出不出'大咖'，成不成巨擘都无法预测，但有一条是必然的，那就是明天的世界会因为你们对事业的坚守而有所不同。"

王明伟深有感触地说道，如果你每做一件事情不但与前不同而且也与众不同，你可能真的就进入一种苦思冥想创新的境界了，因为你永远都有质疑，永远都在琢磨新鲜事物。这不光适用于科学研究，生活中点点滴滴都应该有创意。像乔布斯，他的成就不仅仅是产品，而且是一种文化，他对人类最大的贡献就是让人"置世界于掌中"——无论你在哪里，只要有无线网，世界就在你的身旁。这就是文化的力量，这就是创新。张江在过去的年月里已经被很多人认可为创业的沃土，相信今后的张江将成为创新的乐园。张江的价值应该是帮助他人实现创新，通过创新获得社会效益，再通过社会效益产生经济效益。这是张江现实的文化，实质上就是海派文化。

在谈及他在张江工作生活20年的感受时，王明伟说只有两个字："坚守"。这其中不仅有他和团队对初心的那份坚守，同时也有来自张江科学城的坚守。王明伟对笔者说，尽管张江的领导换了几任，每一位领导都有着自己鲜明的个性和不同的主张，但是"敢想、敢说、敢干并且干成"的张江精神始终没有改变。正是这种对成功的执着追求与始终坚守，张江才能在短短的 29 年里发生翻天覆地的变化，才能实现中国新药创制在这块沃土上从起跑、跟跑到并跑，并最终实现领跑的宏伟目标。而这 29 年来发生在张江的一切也在不断证明着他当初决定的正确性。

江堤绵延，任由潮涨潮落，可贵的是一份静静的坚持；柱石成排，肩载立交路面的车辆快速驶过，可贵的是一股默默的坚毅；大树蓊郁，树冠参天，可贵的是一种悄悄的坚守。放眼看去，张江科学城内的路旁、园内、河畔、楼前的树木成群成排地成长着，它们不断扎根，在天空中撑出属于自己的一片葱茏。笔者又一次联想到，王明伟博士在张江的 20 载岁月，就像茁壮成长的树一样，只因扎根愈深愈久，枝叶才愈茂愈密，然后不断开出灿烂的智慧之花，结出丰硕的科学之果……

作者：何国胜

选自上海市浦东新区科学技术协会编

《造梦·怀梦·逐梦》第 215 页至第 223 页

百花洲文艺出版社

2021 年 5 月第 1 版

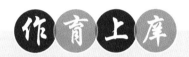

　　庠者，古太学之谓也。上庠者，此处借指中国名校复旦。作育者，教书育人。作育上庠，在名牌大学教书育人之意。2015 年 10 月 14 日，复旦大学聘请中国科学院上海药物研究所研究员王明伟博士担任复旦大学药学院院长。本辑各文回放了 2015—2020 五余年间作者全面主持复旦大学药学院教学和科研工作期间的精彩瞬间。

珍　惜

——王明伟院长在复旦大学 111 周年校庆升旗仪式上的发言

尊敬的各位同道、各位老师、各位同学、各位校友：

大家早上好！

非常高兴学校给我这么崇高的荣誉，让我来参加这个庄严的升旗仪式并谈一下自己的感受。说实话，当我接到这个邀请时，心里是略有忐忑和小有激动的。我从来没有想到当年那个蹲坐复旦围墙边、啃着馒头咸菜、在聆听校园广

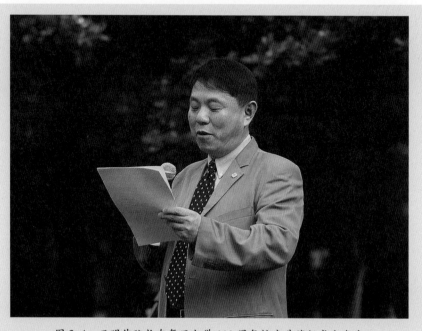

图 2-1　王明伟院长在复旦大学 111 周年校庆升旗仪式上发言

播中消磨午休时光的学徒工，今天会站在这里作为教师代表，在校庆升旗仪式上发言。

那是改革开放尚未开始的年代，中学毕业后我被分配在一家机械厂，厂区与复旦一墙之隔，对未来一片迷茫的我每每从校园的喇叭声里寻找慰藉，沉浸向往。恢复高考后，我圆梦上医，即现在的复旦大学上海医学院。此后的生涯此起彼伏，与祖国高速发展的大势息息相关。值得庆幸的是，离开上医33年后，我回到了母校，在一个生机勃勃、蓄势待发的巨大平台上，与在场的各位一起为复旦大学的再次腾飞尽力效劳。

大学期间，我并不是如今人们所形容的"学霸"或"学神"，甚至算不上是一名"好"学生，非常调皮。为了图快，书写潦草以致被当年卫生系的王簃兰教授严肃批评，让我花了差不多一个暑假的时间用方格稿纸誊写与我所学专业毫不相关的劳动卫生综述文集。毕业后成了临床医生，中文字是认真写了，可是处方上的英文药名只有药房才能看懂。这个习惯后来带到了英国剑桥，导师 Sir Brian Heap 爵士说我写的不是英文，把我送到著名的 Bell School of Language 与小学生们一起练习 ABCD 拼写一周。年轻时代上述刻骨铭心的经历使我养成了严谨不苟、追求卓越的行事作风，终身受益。其实，这就是上医传统、剑桥风范和复旦精神的写照与传承。

在去年的开学典礼上，许宁生校长指出："今日的复旦汇聚着原复旦大学与原上海医科大学两所名校的历史基业和财富。"1915年，李登辉老校长确立"博学而笃志，切问而近思"的校训，1934年颜福庆校长以"正谊明道"为校训，词虽不同，意义相通，它们都表达出同样一层含义：为了国家的利益，为了人民的需要，复旦人乐于奉献，敢于担当。复旦人，可以是正谊明道、服务人群的医生，可以是甘于寂寞、上下求索的学者，也可以是慎思明辨、坚韧不拔的政治家或经理人……今天是我们校庆111周年，我们在这里纪念历史是为了展望未来，建立愿景更应该践行当下。

如同在场许多老师一样，我从当年的问路人变成探路人又成长为行路人，回到母校也许会升华成知路人和引路人。无论哪种角色，行路是永恒不变的。追梦需要勇往直前，创新更是马不停蹄。就个人而言，行路势必始于当下。

那么，我们正处于一个怎样的"当下"呢？举全校之力把复旦建成世界一流大学，正是我们的当下；上海建设具有全球影响力科创中心之壮举，正是我们的当下；风起云涌的"大众创业、万众创新"浪潮，正是我们的当下。在复旦这样一所国际著名的综合性大学里，人才济济，资源丰沛，学科交融，学术自由。只要你想而且付诸行动，你可以走进其他学院的实验室，可以加入外系老师的研究课题，可以跨出国门在世界各地学习交流。我们正在积极打破校园门户，与兄弟院校合作分享，如创建"相约张江"学术报告共享联动机制、邀请大师巨擘和社会贤达走进校园、穿越浦江举办四校本科生联谊活动等，都是旨在传授专业知识和科学精神的同时，培育学生的人文情怀与国际视野。这样的复旦，这样的"当下"，给了未来无限的可能，给了我们创造历史的广阔舞台，复旦人必将成为我国经济建设和社会发展这个主战场上的生力军。

同学们，老师们，我们正在经历谱写复旦新华章的当下。111 年薪火传续，弦歌不辍；111 年耕耘不息，桃李芬芳。让我们以新时代行路人高昂的斗志，牢牢把握历史的机遇，在实现中华民族伟大复兴"中国梦"的征途上，在将复旦建设成为世界一流大学的进程中，携手并肩，一路前行。

谢谢！

2016 年 5 月 30 日改定终稿

选　　择

——在复旦大学药学院 2016 届毕业典礼上的致辞

各位同学、各位老师、各位亲友：

才遭《五月风》，又迎六月雨。

今天是采蕊剪花的日子，充满欣喜：经过 16 载的寒窗岁月，你们当中不少人到达了人生道路的一个新的境界——大学毕业。今天对张江校园生活也许

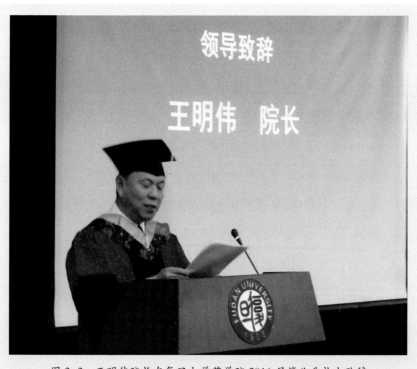

图 2-2　王明伟院长在复旦大学药学院 2016 届毕业典礼上致辞

仍有微词的你，过去数年里你在此度过的每一日，在明天就会化作美好的回忆，镌刻在你的脑海里，无论何时何地，那种难以言表的母校情结将永远与你同行。

对于即将走出校门的各位，毕业就意味着选择：升学就业、住地居所、恋人友情，凡此种种，无法回避。有些选择是主动的，不少选择是被动的，有时甚至没有选择。我大学毕业于 33 年前的冬季，印象中是 12 月一个阴暗湿冷的下午。全班安坐在枫林校区原来那个食堂兼会场的硬板凳上，静候辅导员宣布每个同学的去向。那个年代没有选择，曾经奢望毕业后留校从事基础研究的我被分配去上海市第六人民医院做住院医生，唯一可选的是内科或外科，我选了骨科。在清创与救命、整骨和截肢血雨腥风的历练下塑造了果断、精细和不屈的作风。

生活告诉我们，当你可以选择时，最佳、正确与合适的选择往往是不一致的。就你所处的实际环境，或者在某种特定的成长时期，你所要做出的是合适的选择，它也许不是最佳的选择。因为选择不仅关乎自身，而且涉及生活的多个层面，比如对你的恋人或家眷所带来的影响，等等。因此，选择是具有社会特质的，而选择是否正确通常只能由历史来予以评判。在这个无时无刻不发生变化的世界上，你需要努力学习的是如何判明主流，追随主流和成为主流。因为在大多数的情形下，主流代表着正确的方向。

正确的选择源于自信。而高度的自信来自严格的自律。自律就是自我管理和自我约束。这是一种重要的处世能力。能够克制自己进行理性判断和合适选择，用精确的时间表来控制生活，才能在自律中不断磨练出自信。自信也代表着对事物的掌控能力，乃是强者的基本素质。强者的力量不在于他能征服什么，而在于他可承受什么。一些事情，经历了便会明白其中的道理。挫折并不可怕，可怕的是失去激情和毅力。

这就需要远见、定力和洞察力。无论你今后从事何种职业，初入社会便是积累的开始。有些选择即使错了（如工作单位）还有纠正的机会，而另一些则不易改变（如职业方向），除非你愿意为之付出时间的代价。成为骨科医生后不到两年，我有幸获得去美国接受专业训练的机会。由于不能直接接触病人，长期处于观摩见习状态的我便产生了厌倦。那年夏季，我又面临选择：留在加州大学洛杉矶分校研修病理学还是前往英国剑桥大学攻读博士学位。当时非常迷茫，身边几乎所有的人都主张前者，理由是预期的绿卡和日后的高薪。唯有一人即我的带教导师、一位名望极高的美国医师 Neal S. Bricker 教授（1927—2015）提出了与众不同的见解，即主张我去剑桥。他如是说道："明伟，你看似聪明，怎么会纠结在这样简单的一个选择上了呢？虽然我希望你能留下，但这不是你所要考虑的问题。""你看到有许多来自日本和中国的学者在这里得到最好的培训，那么美国的优秀青年到哪里去深造升华呢？答案显然是西欧。如果我是你的话，昨天就已经在那里了。""你去，毫不犹豫地去，去了就必须学成，毕业后回到美国跟顶尖人才比肩竞争。"几天后，我便飞往伦敦转抵剑桥，在那儿开始用 5 年的光阴来验证这个改变我整个职业发展轨迹的选择。

因此，选择有时是有悖情理的，需要勇气和担当。其实，我们在生活中时常会做出选择，只是各自的选择不尽相同而已。有人选择权力，有人选择金钱，有人选择爱情，有人选择独身；有人选择奢侈，有人选择节俭；有人选择索取，有人选择施舍；有人信仰无神，有人信仰有神；有人选择血地，有人选择他乡……不管是怎样的选择，只要合法合规、取之有道，都值得我们尊重。

对某些人而言，一次选择便可决定了一生。Jennifer Keatinge 系我好友 Richard 之爱女，单亲抚养成长起来的她十分缺乏安全感。在加州大学圣塔芭芭拉分校读书时，她因养马当宠物而严重分心以致无法如期毕业。抑郁之余又迸发离奇恋情，使得彼时在上海支教的其父惶惶不可终日，频频向我求援。我提议让 Jennifer 在肄业回家谋生和休学来华进修两者中做出选择。不出所料，这位姑娘不久便来到了浦东，在经受四周的中国风俗培训后被我送往四川，交由老朋友、成都大熊猫繁育研究基地张志和主任管束。当时约法三章：不回美不来沪、住宿舍搭班车、发生活费不支薪，着实是让洋妞"上山下乡"体会

"插队落户"的再教育了。此举意在"一石二鸟",既可以使她脱离原先的境遇,又能够激发她对动物的炽热之爱。在成都,她学会了饲养国宝的技能,担任了"大熊猫资讯"的英语编辑;在成都,她把荒无人烟的孤岛改造成候鸟栖息地,结交了多名国际著名的动物学家。1年后回到上海时,她主动提出立即返校完成学业,而对那匹骏马和那个男人未提一字。后来我从 Richard 那里知晓她考入了加州大学戴维斯分校学兽医,而在成都和大熊猫朝夕相处的实习阅历使她在众多的考生中脱颖而出。Jennifer 的人生因此发生了革命性的变化。

选择人生道路并不困难,归结起来无非就是平凡(而非平庸)和成就两种目标。我们生活在崇拜英雄的世界,在膜拜非凡之余很少关注成功背后的辛酸与血泪。其实,我们的社会更需要普普通通的公民,敬业守责,繁衍生息,缔造和谐。所以,无论你选择出人头地还是安份持家,都应该被称许。

前个周末我在北加州出席了一场别开生面的婚礼。主人公是一对非常出色的华裔青年:男生李政霖毕业于伊利诺伊大学厄巴纳—香槟分校化学工程专业,创业失败后现在一家风险投资公司谋职;女生吴曼菲不久前毕业于加州大学圣地亚哥分校电子工程专业,现在苹果公司就业,年薪逾人民币百万元。郎才女貌,极为般配。然而,女方在戴上婚戒后与新郎携手宣布将于两周后辞职,居家孕娃,日后相夫教子。这不是对生活方式的一种自主选择吗?即便出人意料,但是仍要给赞。

此刻,我相信你们当中的绝大多数已经做出了选择,哪怕只是权宜之计。无论你选择出国留学,返回老家或者留在上海;无论你选择成为科学家,药剂师,销售员,分析师,经理人,创业者,抑或是暂待业,我都希望你秉承复旦精神,展现上医风范,爱岗敬业,谋事守职,敬老辅幼,坚韧致远。不管你走到哪里,都应该是一名对事业尽心、对工作尽力、对家庭尽责、对恋人尽爱、对朋友尽忠、对社会有用的复旦传人。

谢谢各位。

成　　长

——在复旦大学药学院 2016 级新生开学典礼上的讲话

各位同学、各位同道、各位老师：

　　大家下午好！

　　上周进行选课指导的时候，我已经向在座的各位同学把学院的基本情况做了介绍。今天是一个可喜的日子，因为复旦大学在最新公布的 QS 世界大学排名中首次进入前 50 强，位列第 43 位。同时，我院在 ESI 药理学和毒理学领域的排名上继续保持着全国前五名的地位。同学们作为"天之骄子"进入复旦大学，在这里开始人生道路的新起点，应该感到自豪和骄傲。想必各位心里都已

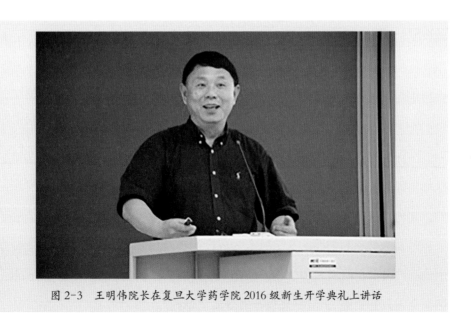

图 2-3　王明伟院长在复旦大学药学院 2016 级新生开学典礼上讲话

经清楚，你们在复旦药学院的首要任务应该是学习。无论你是本科生、硕士生还是博士生，都要认真思考如何在复旦大学这样一所世界名校和中国顶尖学府里，充实地度过你的学生生涯。所以，今天我想和大家分享的话题是关于"成长"。

一、培育信心

成长的一个重要标志就是拥有信心。无论是自信，还是对学业和学校的信心，抑或是对国家和社会的信心，都是成长道路上所不可或缺的。当年我在英国剑桥大学攻读博士学位时，系里有位名叫 Arnold Feinstein（1926—2002）的教授，在蛋白质化学和免疫学领域造诣颇深。由于合作做一个研究课题，我不仅与 Arnold 常有交流，而且还作为他的共同作者一起发表过两篇论文。他思路飞逸，聪明绝顶，但话不多，给人一种压抑的感觉。后来我才知道，他是因十几年前错失一次良机而变得沉闷寡言的。Feinstein 教授在 20 世纪 60 年代早期就已经获得实验数据表明免疫球蛋白 M（IgM）是由 5 个 IgG 分子组成的。但当时 IgG 的结构尚未被解析，他不敢确信自己的研究结果，遂将资料搁置于抽屉。直至牛津大学的 Rodney Robert Porter（1917—1985）教授发表第一个免疫球蛋白的分子结构后，他才恍然大悟，陆续公布自己"埋藏"多年的成果：但只是印证，而非原创。1972 年，Porter 教授因测定抗体的化学结构与 Gerald M. Edelman 教授分享了当年的诺贝尔生理学或医学奖，但 Feinstein 教授却榜上无名。1990 年春，我搭他的便车去伦敦办理赴美签证时我们有过一番深谈，无意间我提起了那段历史：出乎我意料的是他不但没有愠怒反而极为豁达地说道："Let bygones be bygones（让过去的事情过去吧）"。他特别提道：实验数据关键在于真实可靠，追求完美就有可能失去时效。诚然，如何判断研究结果的准确性和先进性，在很大程度上取决于我们的知识水平和对前沿科学的把握。这个故事告诉我们，对自身能力的信心、对实验结果的信心以及对在研课题的信心，都会影响最后的结局。Believe in yourself：虽然你今天只是"猫"，但将来也可能变成"老虎"。

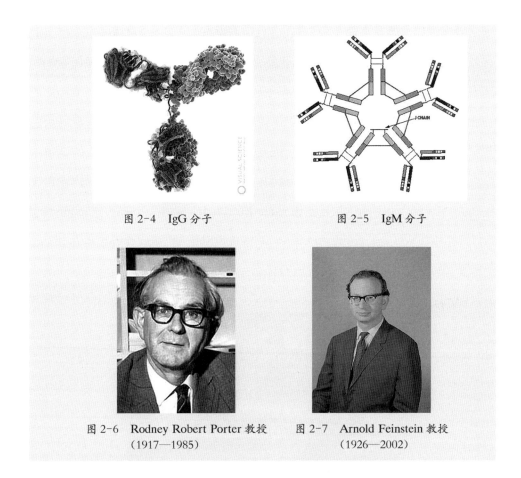

图 2-4　IgG 分子　　　　　　　　图 2-5　IgM 分子

图 2-6　Rodney Robert Porter 教授　　图 2-7　Arnold Feinstein 教授
　　　　（1917—1985）　　　　　　　　　　（1926—2002）

二、　明辨取舍

明辨取舍，就是要善于选择。我是通过丁健院士的介绍认识袁崇生博士的。如同许多留学人员一样，袁博士早年在日本九州大学完成学业后去了美国。他一直有一个愿望，即把自己的知识转变成能够造福人类的医疗产品。于是，他在加州圣迭戈市开始创业并向一家从事国防技术研究的著名机构（General Atomics）租赁了实验室。在得知袁博士试图开发预测心肌梗死的诊断试剂时，精明的美国人主动提出要改变身份，即从房东升级为股东。这样一来虽然解决了开办公司所需的资金问题，但袁博士在自己一手创建的 Diazyme 实验室里的持股锐减，自然成了"头牌"雇员。如果仅以赚钱为目标，他完全可以另起炉灶，但是袁博士没有这么做，他选择利用 General Atomics 巨大的有形和无形资产专注于诊断技术的开发，悉心打造一个具有先进管理理念的国际化企业。经过多年的努力，作为职业经理人的他把事情做成了：Diazyme 的心脏疾病预测产品如今已经执掌全球诊断试剂市场之牛耳，而他刻意培育的"以人为本、客户为上和质量为命"的企业价值观，使该公司在激烈的竞争中赢得了同行的尊敬。这个故事告诉我们，个人的价值是可以通过不同的途径来实现的。Every positive change in your life begins with a clear, unequivocal decision that you are going to either do something or stop doing something。也就是说，你选择做什么与决定放弃什么一样重要。

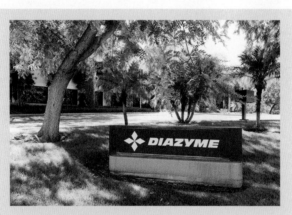

图 2-8 Diazyme 公司外景

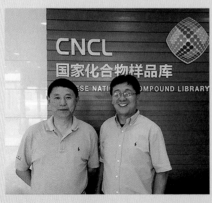

图 2-9 王明伟博士与袁崇生博士在国家 化合物样品库的合影

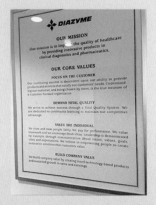

图 2-10 Diazyme 公司核心 价值观宣传栏

三、 发挥优势

悉尼·布伦纳（Sydney Brenner）教授是我自研究生时代就开始交往的引路人。这位在南非出生的鞋匠之子迄今已经取得了创造分子生物学当下之辉煌的三个伟大成就：揭示 DNA 转译密码机理、发现信使 RNA 和以线虫为模式动物开展器官发育的遗传调控和程序化细胞凋亡研究。他和他的学生 John E. Sulston 教授以及 H. Robert Horvitz 教授因前述第三项成就荣获 2002 年的诺贝尔生理学或医学奖。1989 年我获得博士学位后曾考虑赶潮流改行搞分子生物学。为此，我专门找过悉尼·布伦纳教授，希望得到他的指教。不料，没等我把话讲完，悉尼·布伦纳教授就以直接和坚定的语气对我说道："安心做好你现在的工作。你可以成为一名出色的生理学家，但很难成为一流的分子生物学家。千万不要去凑热闹。不出 10 年，分子生物学家们将会追着你帮助他们解释大量新发现蛋白的生理功能了。"就是这么简短的几句话改变了我以后的职业道路和科研方向。的确，我们在选择专业和职业时往往会受到各种各样因素的影响，一定要弄明白自己想做什么和能做什么：Never compare your weaknesses to other people's strengths（不要把自己的弱点与他人的强项相比），务必扬长避短。

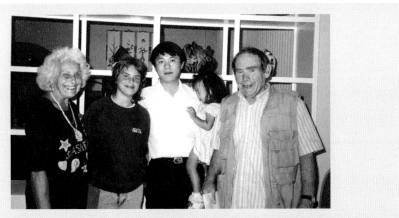

图 2-11　王明伟博士携次女和 Sydney Brenner 教授伉俪及其孙子的合影

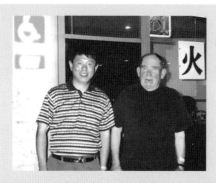 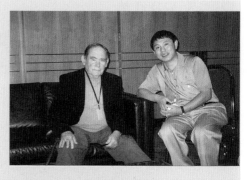

图 2-12　王明伟博士与 Sydney Brenner 教授在美国南加州共进晚餐后的合影

图 2-13　王明伟博士与 Sydney Brenner 教授在新加坡的合影

四、付诸行动

行动是实现理想的基础。我与一位出生于肯尼亚、名叫 Camilo Colaco 的印度裔科学家曾在英国剑桥共事多年。他思绪活跃，极具创意，在临床免疫学领域很有建树。20 世纪 90 年代后期，Colaco 博士在顶尖学刊上连续发表三篇评述，提出应用树突状细胞治疗癌症的假说，但碍于难度他未采取行动予以验证。加拿大科学家 Ralph Marvin Steinman 教授（1943—2011）受之启发，继而开展了一系列实验研究，包括他罹患胰腺癌后采用树突状细胞进行自我治疗。2011 年，他因发现树突状细胞及其在获得性免疫中的作用而荣获当年的诺贝尔生理学或医学奖。可惜他在奖项公布前数日离世，而他生前从不回避其思路部分来自 Colaco 博士评述的提示。由此可见，任何假说或奇思都必须通过行动来证实或证伪，这对于药学、医学和生命科学等实验性科学而言尤为重要。当然，产生想法后也要善于表述和记录，否则没人知晓，并且无法认可。Colaco 博士把他的思想用文字形式系统地展示了出来，虽然未登金榜，但是仍受推崇，因为他是如今广受追捧的癌症免疫疗法的首创者之一。正道是：Difficult roads often lead to beautiful destinations（坎坷之路往往通向美好的目的地）。

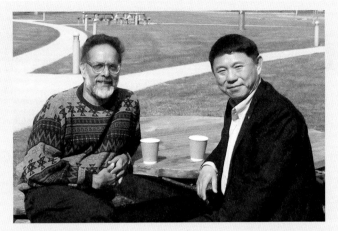

图 2-14　王明伟博士与 Camilo Colaco 博士在英国剑桥的合影

Opinion

Why are dendritic cells central to cancer immunotherapy?

Camilo A.L.S. Colaco

Dendritic cell (DC)-based immunotherapy is rapidly emerging as a viable alternative to radiation or chemotherapy in the treatment of cancer. The resurgence of interest in cancer immunotherapy reflects the promising results that have been obtained in both animal models and early clinical trials with the DC-based approach. Here I suggest that this optimism is justified because the efficient capture and presentation of antigens by DCs is central to the induction of an immune response. I argue that the mechanism by which DCs capture antigen suggests that the immune system might actually be 'blind' to tumours, thereby challenging the theory of immune surveillance.

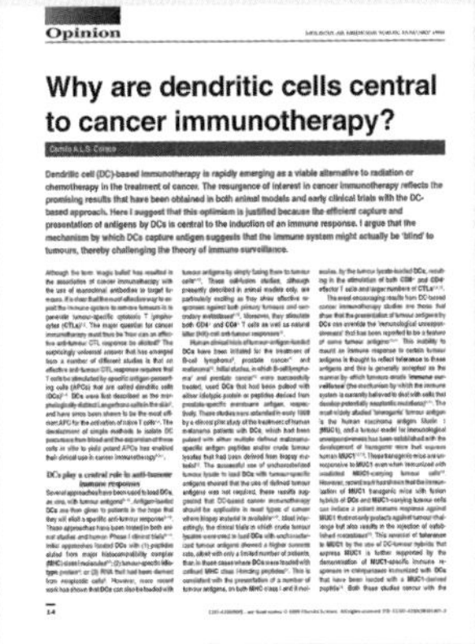

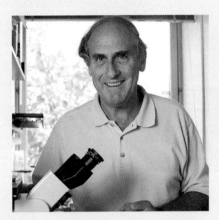

图 2-15　Camilo Colaco 博士的论文首页

图 2-16　Ralph Marvin Steinman 教授（1943—2011）

五、养成定力

我们生活在充满诱惑的时代，见异思迁不足为奇；在“吃不准”的境况下，随大流也许是绝大多数人最为妥帖的选择。十多年前我因研究抗幽门螺旋杆菌新药结识了澳大利亚科学家和医生 Barry James Marshall 教授。他和搭档病理学家 Robin Warren 教授经过多年的实验研究试图证伪有关消化性溃疡和胃癌是胃酸分泌过多所致的共识，可是他们的论文接二连三地被多家著名国际学刊“拒之门外”。无奈之下，Marshall 教授将含有幽门螺旋杆菌的培养基制汤口服,让自己染病,以身相试……他们的研究结论最终被医学界主流势力所接受:因发现幽门螺旋杆菌感染与胃癌的关联性而分享 2005 年诺贝尔生理学或医学奖。Marshall 教授于 2006 年春和 2010 年夏曾两度访问上海,在我们谈论那段刻骨铭心的经历时他风趣地说道,获得名刊拒稿是走向成功的必由之路,而他那时仍然把那一摞子退稿函"珍藏"在抽屉里。显然,Marshall 教授和 Feinstein 教授的抽屉用途很不相同,前者是有结果发不了而后者是藏结果不敢发。这个比较恐怕也说明了信心和定力的内在联系:Impossible is nothing, never give up(世上无难事,永不轻言败)。

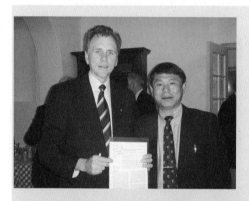

图 2-17　王明伟博士向 Barry Marshall 教授赠送有关抗幽门螺杆菌候选新药的研究论文

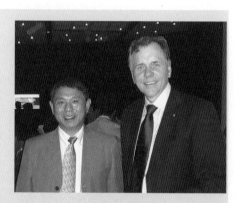

图 2-18　王明伟博士与 Barry Marshall 教授的第二次会晤

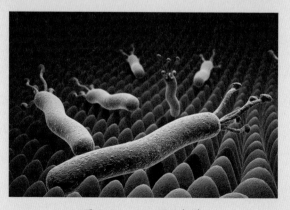

图 2-19　幽门螺旋杆菌

六、 坚守信义

信义乃立身、成长和造就之本。我在剑桥留学期间与结构生物学巨擘、1982 年诺贝尔化学奖得主 Aaron Klug 爵士时有接触。Aaron 爵士是犹太人，虽然长期在英国工作，但时刻关心着以色列的发展。1990 年初夏，在我赴美前曾去他的办公室道别，Aaron 爵士当时便谆谆教诲我择机回国效力："明伟，你回到中国后我一定来看你……"说者有意，听者无心。在陈竺院士和刘谦教授的大力支持下，我于 1997 年回国，创办了当时国内第一家开展基因组学研究和技术服务的上海基康生物技术有限公司。那年初秋，Aaron 爵士以英国皇家学会会长的身份应中国科学院之邀访华，始料未及的是他恪守 7 年前的承诺，在紧张的行程中拨冗不介意搭乘货梯到访我那极为简陋的实验室。在听取了那年仍处于草创阶段的中国人类基因组学的研究概况介绍后，他评论道，"明伟，你是催化剂"，鼓励我不失时机地把西方先进的生命科学技术引入中国。回到剑桥后，他专门给我寄来印有伦敦 1666 年 9 月 2 日大火后重建者 Christopher Wren 爵士（1632—1723，英国皇家学会前会长）的图片，其期望我成为中国建设者的寓意不言而表。多年前，陈竺副委员长的独子陈硕从复旦大学生命科学学院毕业，因他对结构生物学的浓厚兴趣，我和饶子和院士都建议他去英国留学。在被牛津大学接受并表示如期前往的两周后，陈硕收到了 Aaron 爵士和剑桥大学圣三一学院（Trinity College）的录取通知。面临这种局面，我想在座的很多同学会回绝牛津而选择剑桥。然而，陈硕在其父母的首肯下坚持了自己的初心，此举赢得了 Aaron 爵士的充分理解和高度赞许。这就是诚信。联想到我院个别研究生占用推免名额而到最后不去报到之劣迹，真是令人汗颜。通过上面几个故事我想告诉大家：只有信义勤爱方可思学志远。

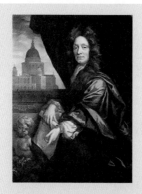 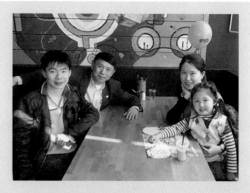

图 2-20　Aaron Klug 教授赠送的 Christopher　　图 2-21　王明伟博士与陈硕伉俪及其
　　　　　Wren 爵士（1632—1723）　　　　　　　　　　女儿的合影
　　　　　画像贺卡

　　最后，请允许我引用著名动画艺术大师宫崎骏的一句话来结束今天的讲话：“所有的成长到最后总是一次旅行。”

　　谢谢大家！

2016 年 9 月 6 日

共　　进

——在《复旦大学与中国科学院上海药物研究所战略合作协议》签订仪式上的发言

各位领导、各位来宾、各位同仁、各位同学：

大家下午好！

今天，我们在这里隆重举行《复旦大学与中国科学院上海药物研究所战略合作协议》的签订仪式，一起经历这个历史性时刻，感受这种庄严的气氛，共度这段美好的时光。

中国科学院上海药物研究所和复旦大学药学院在先后搬迁至浦东张江之前，在地理位置上隔街相望，在科研教学上互帮互助，在人员往来上情同手足，老一辈的科学家们在过去数十年中留下了许多佳话传奇，弥足珍贵，令人难忘。

如果说这种历史的情缘在以往是以自发的方式代代相传的话，那么今天的仪式就是用制度来实现"承前启后、继往开来"的意愿。我们站在这里聆听复旦大学的校歌，欣赏上海药物所所庆 80 周年的主题曲，怀着对未来的无限憧憬，共同谱写双方合作共赢的"青春之歌"。

去年 4 月，复旦大学许宁生校长率领多位副校长与中国科学院上海分院朱志远院长等高层领导和相关研究所的核心骨干进行了交流磋商，双方就在重点学科领域加强科学研究的战略合作开展了深度讨论。6 月，陈凯先院士约见本人，希望我以上海药物研究所成员和复旦大学校友的双重身份为院校的联动发展献力效劳。这个思路在此后与许宁生校长、陈凯先院士和蒋华良所长的多次会晤中得以明确和细化。10月，在我就任复旦大学药学院院长一职后的第二周，许宁生校长、包信和常务副校长和桂永浩副校长向我布置的工作任务中就有两项与这个主题有关，即落实与上海药物所的全面战略合作事宜与成立以院士为主体的复旦药学院理事会。

在蒋华良所长、耿美玉书记和各位所领导的大力支持下，我们于去年11月组成了由上海药物所涉及科研、教育和开发等职能部门主管和复旦药学院四名院长助理组成的工作小组，就战略目标、合作内容、实施方案和执行细节进行了多轮友好磋商，在合作共建师资力量、联合培养创新人才、齐心推进协同创新和共同促进成果转化等四个方面达成共识，于同年12月起草了相关协议，并在今年第一季度分别获得复旦大学校长办公会议和中国科学院上海药物研究所所长办公会议的批准。期间，双方的领导高度重视该协议的谈判和起草。许宁生校长、陈凯先院士和蒋华良所长多次听取汇报，包信和常务副校长夜访国家化合物样品库和复旦大学药学院以及受邀参加上海药物所党政联席会议报告进展，等等。这个过程今天会划上句号，成为既往，但它所体现的诚挚情谊和务实精神将载入史册，指引前程。

《复旦大学与中国科学院上海药物研究所战略合作协议》是一份体现创新、引领、共享、双赢和落地的文件。它围绕国家战略目标，紧扣时代的主旋律，利用区位发展优势，凝练目标，设计机制，布局措施，具体包括了共享优质教师队伍、探索"双聘双推"机制、本科生的联合培养、研究生的联合培养、教学教育资源共享、合作开展科学研究、共享科学研究资源、共建专业信息平台、共创行业专家智库、构筑成果交流机制和齐力促进成果转化等12项内容，既有可以立即启动的项目，又有尚需努力实现的愿景，其全面落实与履行将为双方各个层次的教职人员、科研人员和在读学生带来难以想象的裨益和红利，提供前所未有的发展空间。

在前不久召开的全国科技创新大会上，习近平主席向全国人民发出了

"建设世界科技强国"的号召。我们今天付诸的行动就是对这项伟大使命最及时的响应，就是对上海打造具有全球影响力科技创新中心壮举最主动的参与，就是对以张江地区为核心承载区构筑综合性国家科学中心任务最具体的落实。不久的将来，我们的学习、工作和生活环境还会因"张江科技城"的建成而发生根本性的改变。在这片生机勃勃的沃土上，人才荟萃，学术自由；学科交融，资源丰沛；设施先进，技术集成。这里正在成为全球科学技术发展的枢纽，成为下一个剑桥，另一个波斯顿，抑或又一个硅谷。跻身于这样一种创新创业新生态的我们，难道还感觉不到幸运，把握不了机遇，应对不了挑战吗？

今天，我们将见证我国两所最顶尖的教育和研究机构在这里携手共进、并肩前行的情缘，相传锐意开拓的薪火，共唱联动发展的弦歌。

今天，我们将见证我国两所顶尖的教育和研究机构在这里开启"教研相长"的新途，探索"协同育人"之良策，共攀源头创新的高峰。

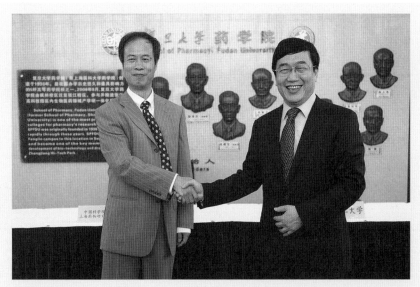

图 2-22　2016 年 6 月 8 日，在《复旦大学与中国科学院上海药物研究所战略合作协议》签订仪式上许宁生校长和蒋华良所长的合影

今天，我们将见证我国两所顶尖的教育和研究机构在这里昭示"世界一流"的决心，展现强强携手的自信，共创比翼双飞的明天。

各位同道，这不就是我们梦寐以求、盼望已久的当下吗？

此刻，我只想说："战斗正未有穷期。"

谢谢大家。

传　　薪

——在复旦大学药学院成立 80 周年纪念大会上的致辞

各位领导，各位嘉宾，各位校友，各位同道：

大家上午好。

今天，我们怀着无比激动的心情，相约张江，齐聚一堂，携手同窗，共同庆祝复旦大学药学院 80 周年华诞。

今天，我们带着无限感念的思绪，回到校园，抚今追昔，谒拜恩师，一起展望复旦大学药学院未来之辉煌。

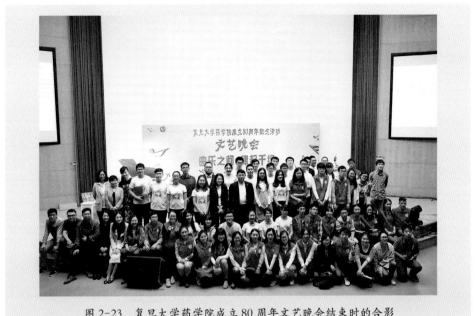

图 2-23　复旦大学药学院成立 80 周年文艺晚会结束时的合影

时光多情，予我华彩。在这个历史性的时刻，作为复旦大学药学院现任院长，我感到无比荣耀。在此，我谨代表全院师生，向长期关心和支持我院建设和发展的各级领导、海内外校友和各界朋友致以诚挚的感谢和崇高的敬意。

80 年沧桑变迁，80 载春华秋实。复旦大学药学院一路走来，历程非凡：几经易名，几度移址，栉风沐雨，砥砺前行。从 1936 年设立药学专科到 1952 年成立药学院，从 1986 年原上医更名到 2000 年与复旦合并，我们的药学院逐步成长，日益壮大，桃李缤纷；从创院肇始的松德堂到抗战内迁的歌乐山，从枫林校区的工字楼到张江药谷的大校园，我们的药学院踏实建设，日积跬步，欣欣向荣。

在 80 年的发展历程中，复旦大学药学院弘扬笃学济人的高尚精神，传承求真务实的严谨学风，推行通识与精英教育并举的方针，传授知识，培育技能，开拓视野，丰富阅历，锻造人格，努力培养高层次复合型人才。

在 80 年的发展历程中，复旦大学药学院瞄准科学技术的前沿领域，面向国家战略和社会需求，实施基础与应用研究并重的策略，组织团队，创造条件，攻坚克难，追求卓越，撷取硕果，积极促进科研成果转移转化。

在 80 年的发展历程中，复旦大学药学院顺应历史潮流的前进方向，把握各种重要机遇和机会，践行自主与开放创新同步的理念，产学结合，医药相长，资源共享，彰显优势，服务社会，充分发挥先行者的辐射效应。

参天之木，必有其根。松德堂前那棵百年朴树曾经见证了复旦药学院从无到有、由小到大的成长经历。而今，这棵老树也随同笃学济人精神的传承者们来到了张江，在校园中央昂首挺拔，枝繁叶茂，迎风招展，与他们并肩续写下一个 80 年生机勃勃、青春永驻的盛事华章。

怀山之水，必有其源。枫林桥旁那些不朽英灵曾经憧憬过上医药学院厚积薄发、开拓创新的美好愿景。而今，先人之后从华夏各地和全球多国不辞奔波回到了母校，在川杨河畔聚首重逢，回味韶华，感悟人生，与校友挽手再谱下一曲药学院承前启后、继往开来的传世弦歌。

今天，我们正在依托复旦大学雄厚的底蕴与实力，凭借地处张江药谷特有的区位优势，抓住上海建设具有全球影响力科创中心的难遇契机，通过加大国际合作、课程改革和社会办学的力度，提升教学质量和教育水平；通过强化校内互通、校外联动和目标导向的机制，推进原创药物的研究开发，力争把药学院建设成为优势资源集聚、学科交叉融合、办学特色明显和研究水平一流的科教高地，继续引领我国药学事业的蓬勃发展。

谢谢各位。

2016 年 10 月 22 日

坚　守

——在复旦大学药学院 2017 届毕业典礼上的致辞

各位老师，各位同道，各位家长，各位同学：

35 年前，我从上海第一医学院毕业的时候，没有庄重仪式，未穿戴学士衣冠，全班同学安坐在食堂的硬板凳上焦虑地等待辅导员宣布各自的就业去向。不能留校的我顿时魂断枫林，带着满心的沮丧，不及寒暄作别便悄悄离开了校园。

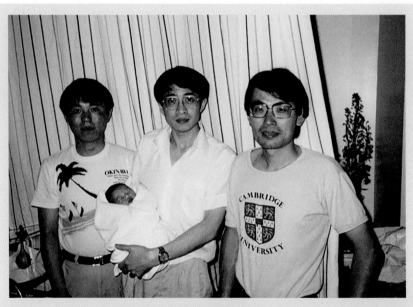

图 2-24　上海第一医学院医学系 1977 级"三剑客"：王明伟、颜文亮和徐兆麟的合影（1988 年夏摄于美国波士顿）

"悄悄的我走了，正如我悄悄的来；我挥一挥衣袖，不带走一片云彩。"（徐志摩《再别康桥》）我没有也无法带走西苑晚霞的云彩，但始终滋润着上医精神的雨露。大五那年，我与同年级的徐兆麟和颜文亮利用课余时间在基础部张其英教授以及上海交通大学钱存泽和沈汉昌两位老师的指导下，开展了近红外辐射生物效应探索的科研活动。怀揣毕业时已经积累的大量实验数据，我在上海市第六人民医院利用住院医生轮番倒班的各种休息间隙，夜以继日地撰写了两篇论文。考虑到研究课题涉及多学科交叉，我就试着把它们投向改革开放初期创立发行的综合性学刊《自然杂志》——有幸被录用，在告别母校半年后相继发表。由于这份杂志旨在仿效英国老牌科学期刊《自然》（*Nature*），当时国内学界对其的关注度颇高，我们的文章获得了热议。这不仅是我学术论文的首作，也是我《自然》情结之发端。

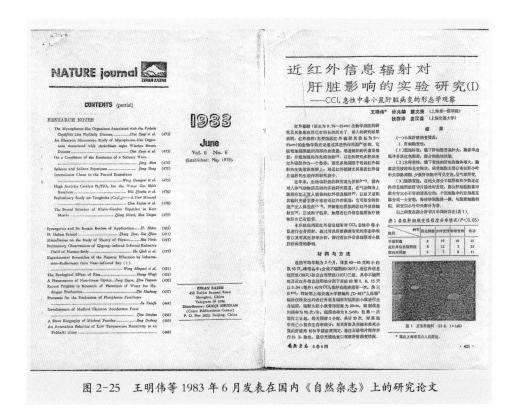

图 2-25　王明伟等 1983 年 6 月发表在国内《自然杂志》上的研究论文

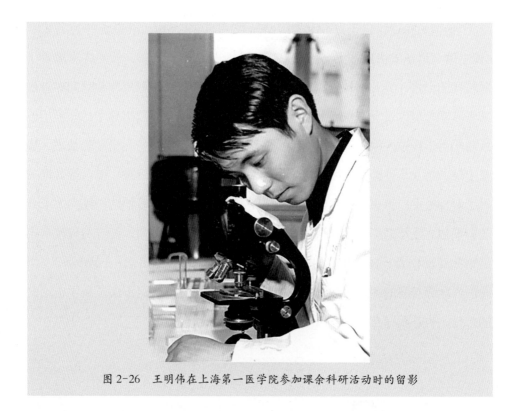

图 2-26　王明伟在上海第一医学院参加课余科研活动时的留影

剑桥五年的留学经历使我受益至今。如果说上医教导我毕生"正谊明道"，那剑桥则鞭策我永远"不辱使命"。期间，我作为第一或共同作者发表了 38 篇研究论文或文献综述。其中 1 篇报道了抗独特性抗体（Anti-idiotypic antibody）模拟甾体激素偶联物免疫原性引起抗早孕反应，乃是我申请博士学位的主打文章。该文原来是投给《自然》的，审稿人评语颇佳，最终因为另有一篇描述男性避孕疫苗的论文显示更优的效果而未被录用，后经英国著名药理学家 Arnold Burgen 爵士的推荐发表在《美国国家科学院院刊》（*Proceedings of the National Academy of Sciences of the United States of America，PNAS*）上。20 世纪 90 年代末，我在自己创立的上海基康生物技术有限公司接待《自然》杂志主编 Philip Campbell 博士一行时才有机会直接了解该刊的出版宗旨和用稿原则，同时也有幸资助他们出版了专对我国学者的中文宣传册——"如何在《自然》杂志发表论文"。

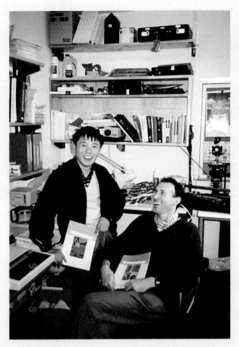

图 2-27 王明伟在英国剑桥与导师 Michael Taussig 博士一起庆祝发表封面论文

Proc. Natl. Acad. Sci. USA
Vol. 86, pp. 7098–7102, September 1989
Immunology

Blocking of pregnancy in mice by immunization with anti-idiotype directed against monoclonal anti-progesterone antibody

MING-WEI WANG, R. BRIAN HEAP, AND MICHAEL J. TAUSSIG

Department of Immunology, Agricultural and Food Research Council, Institute of Animal Physiology and Genetics Research, Babraham, Cambridge CB2 4AT, England

Communicated by Arnold Burgen, May 8, 1989

ABSTRACT **Passive transfer of monoclonal anti-progesterone antibodies shortly after mating blocks the onset of pregnancy in different species (mouse, rat, and ferret). Here we report that BALB/c mice can be actively immunized against progesterone, and hence against pregnancy, by means of rabbit anti-idiotypic antibodies specific for a mouse monoclonal anti-progesterone antibody, DB3. Some of the anti-idiotypic antibodies reacted with the steroid-combining site on the DB3 molecule. In response to repeated anti-idiotypic immunization, mice produced serum anti-progesterone antibodies (up to 100 μg/ml) that resembled DB3 in idiotypy, affinity, and specificity for progesterone and other steroid ligands. Thus an anti-idiotype can mimic the antigenicity of a steroid hormone with a high degree of accuracy. Compared with immunization with a progesterone-bovine serum albumin conjugate, the anti-progesterone response to anti-idiotype was considerably lower and clonally restricted. When mated after completion of the immunization course, the fertility rate of anti-idiotype-immunized mice was reduced to 30% from a control level of 91%. The anti-fertility effect was correlated with the circulating anti-progesterone concentration in individual animals and persisted for 4 or 5 estrous cycles. Active immunization with progesterone-bovine serum albumin was a highly effective means of rendering mice infertile; it reduced the fertility rate to zero over 16 or 17 estrous cycles. Our results suggest that anti-idiotypes may form the basis of contraceptive vaccines.**

Immunological intervention in pregnancy is of interest as a possible approach to contraception and the control of reproduction. The targets for such intervention include the hormones associated with pregnancy and antigens on gametes. Thus, recent work has focused on a vaccine against human chorionic gonadotrophin (1) and immunization against sperm-specific proteins (2). Progesterone, the key steroid hormone required for the establishment and maintenance of pregnancy, is another possible target molecule. Active anti-progesterone immunization with a progesterone-protein complex blocks pregnancy in rats (3) and rabbits (4), and we have shown that passive immunization with anti-progesterone monoclonal antibodies (mAbs) shortly after mating prevents implantation and pregnancy in mice (5, 6), rats (7), and ferrets (8). The action of anti-progesterone antibody involves sequestration of the hormone in the circulation, preventing it from reaching progesterone receptors in uterine tissue (9); in addition, we have recently shown that antibody becomes localized specifically on the surface of progesterone-sensitive areas of the uterus (luminal and glandular epithelium) just before the time of implantation, indicating the possibility of a local blocking action affecting hormone uptake (10).

Anti-idiotypes (Id) are antibodies that recognize the antigen-combining regions of other antibodies and as such have been widely used as antigen mimics and experimental vaccines (11, 12). A possible route to fertility regulation would be active immunization with appropriate anti-idiotypic antibodies, which might mimic progesterone and thereby lead to antibody production against the hormone (13). In this laboratory, polyclonal rabbit anti-Id have been raised against a mouse anti-progesterone mAb designated DB3; binding of anti-Id to DB3 was partially inhibitable by free progesterone, indicating the presence of antibodies reactive with the steroid-binding site (14). Here we report that active anti-idiotypic immunization with anti-DB3-Id is indeed able to imitate the antigenic properties of the steroid and can stimulate production of anti-progesterone antibodies resembling DB3 in affinity, specificity, and idiotypy. Moreover, a course of anti-idiotypic immunization prevented establishment of pregnancy in about 70% of treated mice; pregnancy blocking was correlated with the level of anti-progesterone antibody induced in the circulation and was reversible.

MATERIALS AND METHODS

Antigens. Progesterone was conjugated to proteins [bovine serum albumin (BSA) and ovalbumin] at the 11α position on the steroid nucleus by a succinyl ester bridge as described (14, 15). The molar coupling ratios were 10:1 (progesterone:BSA) and 17:1 (progesterone:ovalbumin).

Anti-Progesterone mAbs. Production and purification of mAbs against progesterone and their characteristics of specificity and affinity have been described (5, 6, 14). The principal antibody used in this study was DB3 (IgG1, $K_a = 0.2 \times 10^9$ liter/mol); others referred to are 10/8, 10/16, and 11/32 (all IgG1) and 11/64 (IgM).

Anti-Progesterone Anti-Id. Polyclonal anti-Id were prepared by immunization of New Zealand White rabbits (Morton Rabbits, Stansted, Essex, U.K.) with DB3 (14) and purified by affinity chromatography on normal mouse immunoglobulin (mIg) and DB3-Sepharose 4B (Pharmacia) columns (14, 16).

Rat monoclonal anti-DB3-Id 11/7 was obtained from a fusion between spleen cells of a DA rat injected three times with the purified $F(ab')_2$ fragment of DB3 and the rat myeloma line Y3 (17). Out of five monoclonal anti-progesterones tested, 11/7 reacted with DB3 and, to a considerably lesser extent, with 11/64 (18).

Other Immunoglobulins. Mouse IgG1 myeloma protein MOPC21 (P3) was purified from ascites by precipitation with 18% (wt/vol) sodium sulfate and ion-exchange chromatography. Normal mIgs were precipitated from BALB/c serum at 18% sodium sulfate, dialyzed against phosphate-buffered saline (PBS), and used without further purification.

Radioimmunoassays. (*i*) *Anti-progesterone solid-phase RIA.* Solid-phase RIA of anti-progesterone antibodies was

The publication costs of this article were defrayed in part by page charge payment. This article must therefore be hereby marked "*advertisement*" in accordance with 18 U.S.C. §1734 solely to indicate this fact.

Abbreviations: mAb, monoclonal antibody; BSA, bovine serum albumin; Id, idiotype(s); mIg, mouse immunoglobulin; V, variable; L, light; H, heavy.

7098

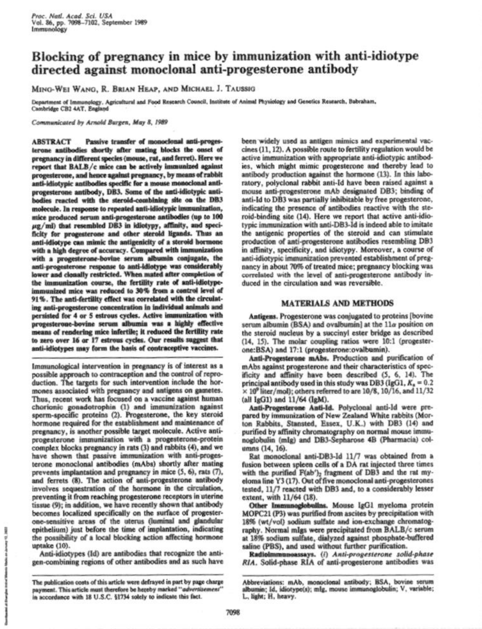

图 2-28 1989 年 9 月王明伟在《美国国家科学院院刊》上发表的研究论文首页

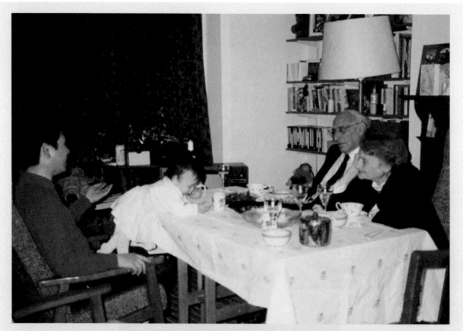

图 2-29　1990 年 3 月在英国剑桥家中招待 Arnold Burgen 爵士夫妇

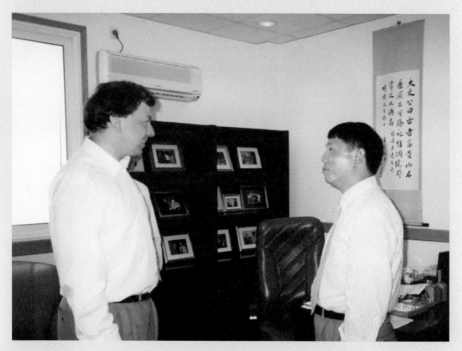

图 2-30　1998 年 6 月在上海接待《自然》杂志主编 Philip Campbell 博士

2001 年 12 月加盟中国科学院上海药物研究所后我便重操旧业，主攻 B 型 G 蛋白偶联受体。在陈凯先院士的支持下，我率领年轻的研究团队利用当时在美国 Scripps 研究所工作的廖嘉渝博士所提供的细胞系发现了全球首个具有实验治疗效果的胰高血糖素样肽-1 受体小分子激动剂（Boc5）。2006 年夏，我们将描述这项重要发现的论文投向《自然》后被推介至其子刊《自然·生物技术》（*Nature Biotechnology*）。由于该成果的"颠覆性"意义，两位胰高血糖素样肽-1 研究领域的"大咖"拖延评阅，审稿进程一拖再拖。是年晚秋，当获悉国外外竞争者已经将含有相似内容的论文投稿后，我毅然决然地从《自然·生物技术》撤稿，在我国著名遗传学家谈家桢院士的推荐下将其发送至《美国国家科学院院刊》。结果这篇论文不仅很快被接受，而且作为"封面文章"于 2007 年初与上述竞争者的论文同期发表。美国国家科学院罕见地为此发布新闻，中国科学院也将它评选为"2006 年十大创新成果"之一。值得欣慰的是，时隔 10 载，当年延审的两位牛人中的一位应我之邀携夫人参讲了 2016 年皇后镇分子生物学（上海）会议，另一位也已接受邀请，正准备择期访沪。

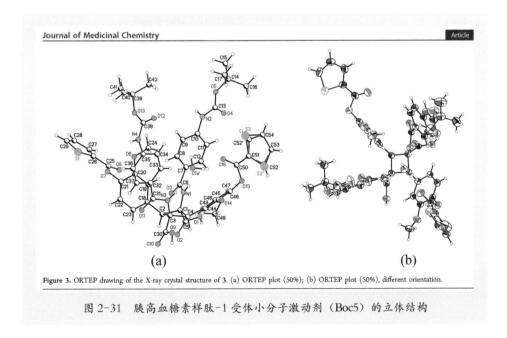

Figure 3. ORTEP drawing of the X-ray crystal structure of 3. (a) ORTEP plot (50%); (b) ORTEP plot (50%), different orientation.

图 2-31　胰高血糖素样肽-1 受体小分子激动剂（Boc5）的立体结构

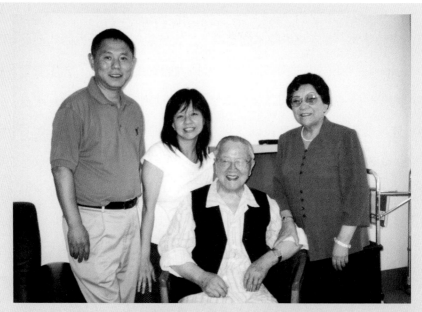

图 2-32　王明伟夫妇在上海看望恩师谈家桢教授伉俪

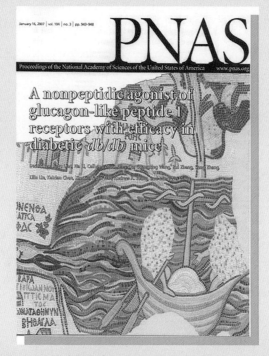

图 2-33　2007 年 1 月王明伟团队在《美国国家科学院院刊》上发表的"封面文章"

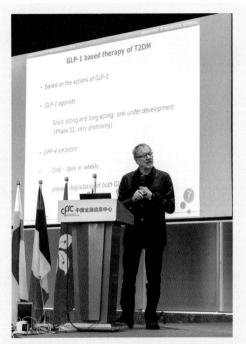

图 2-34　哥本哈根大学 Jens Juul Holst 教授在 2016 年皇后镇分子
生物学（上海）会议上做学术报告

接下来的岁月很是峥嵘。虽然我们此后连续发表了一系列涉及 Boc5 药理作用机制和药物化学研究的论文，实现了我国科学家从原创发现到阐明药效的全涵盖，其中也有两篇分别在 2008 年和 2010 年被《自然·中国》（Nature China）选为"研究亮点"，该化合物终因不具有"成药性"而无法继续针对 2 型糖尿病和肥胖症进行新药开发。也许由于业界期望过高，更是因为前期投入巨大，各种微词随之而来。当时不仅我感到了前所未有的压力，连一直关心和支持这项探索的陈竺院士（时任卫生部部长）也遭受议论。显然，在现有技术手段无法对配体进行克难时，解析受体的三维结构或许是最合适的选择。然而，在 2011 年谈论这个话题，特别是攻坚 B 型 G 蛋白偶联受体的立体结构，简直是痴心妄想。这使我联想到宫崎骏和他的《天空之城》："说出来会被嘲笑的梦想，才有实现的价值，即使跌倒了，姿态也很豪迈。"

事实上我们并没有跌倒。那年初秋，我利用美国著名结构生物学家

Raymond C. Stevens 教授在华进行学术休假和帮助他创建上海科技大学 iHuman 研究所的机会，与其联手组织精兵强将，基于既往多年的研究积累，向胰高血糖素样肽-1 受体发起进攻。但而后近 10 个月的努力未有斩获，个中的艰辛、困惑、无奈甚至绝望难以言表。次年 7 月，我接到 Stevens 教授来自加州的电话，告知得到了胰高血糖素受体（而非胰高血糖素样肽-1 受体）的蛋白晶体，但分辨率不高，需要大量功能性数据的支撑。由于我所担纲的团队先前对胰高血糖素受体研究不多，此刻转换切入点不仅需要放弃前面 10 个月的工作，而且还得从头布局，建立一系列新的实验模型：纠结之心不难理解。但是，我并没有过多地犹豫——"我们的目标是 B 型 G 蛋白偶联受体，不管哪一个"——这便是我当时斩钉截铁的回答。于是，我对坚守的定义做了务实的诠释：整个团队顷刻改变主攻方向，调动所有可用的资源，使尽"洪荒"之力，只用不到半年的时间就与国际合作者一起解析了胰高血糖素受体七次跨膜结构域的立体结构。2013 年 7 月，《自然》以长文形式同期刊登了全球首批两个

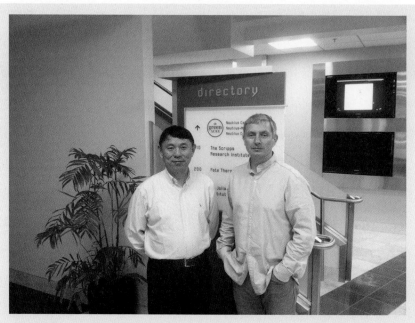

图 2-35 　王明伟博士在美国南加州会晤 Raymond C. Stevens 教授

ARTICLE

doi:10.1038/nature12393

Structure of the human glucagon class B G-protein-coupled receptor

Fai Yiu Siu[1], Min He[2], Chris de Graaf[3], Gye Won Han[1], Dehua Yang[2], Zhiyun Zhang[2], Caihong Zhou[2], Qingtong Xu[2], Daniel Wacker[1], Jeremiah S. Joseph[1], Wei Liu[1], Jesper Lau[5], Vadim Cherezov[1], Vsevolod Katritch[1], Ming-Wei Wang[2] & Raymond C. Stevens[1]

Binding of the glucagon peptide to the glucagon receptor (GCGR) triggers the release of glucose from the liver during fasting; thus GCGR plays an important role in glucose homeostasis. Here we report the crystal structure of the seven transmembrane helical domain of human GCGR at 3.4 Å resolution, complemented by extensive site-specific mutagenesis, and a hybrid model of glucagon bound to GCGR to understand the molecular recognition of the receptor for its native ligand. Beyond the shared seven transmembrane fold, the GCGR transmembrane domain deviates from class A G-protein–coupled receptors with a large ligand-binding pocket and the first transmembrane helix having a 'stalk' region that extends three alpha-helical turns above the plane of the membrane. The stalk positions the extracellular domain (~12 kilodaltons) relative to the membrane to form the glucagon-binding site that captures the peptide and facilitates the insertion of glucagon's amino terminus into the seven transmembrane domain.

The glucagon receptor (GCGR) is one of the 15 members of the secretin-like (class B) family of G-protein-coupled receptors (GPCRs) in humans. GCGR is activated by the 29 amino acid hormonal peptide glucagon (Supplementary Fig. 1a), and is a potential drug target for type 2 diabetes. During fasting, the pancreas dispatches glucagon to activate GCGR in the liver causing the release of glucose into the blood. Despite less than 15% protein sequence homology between class A (rhodopsin-like) and class B GPCRs, many of these receptors presumably share a seven transmembrane (7TM) helical domain and similar signal transduction mechanisms. Although the structure–function understanding of the class A family of GPCRs has been greatly advanced during the last few years, a detailed understanding of class B GPCRs has lagged due to the lack of a 7TM domain structure for these receptors.

Secretin-like GPCRs contain a globular N-terminal extracellular domain (ECD) defined by three conserved disulphide bonds and a 7TM domain. They are activated by hormonal peptides that bind to both the ECD and the 7TM domain. Structural details of soluble ECDs, including the ECD of GCGR, and their role in the selective recognition of peptide hormones' carboxy termini have been revealed for several class B receptors. Although models of class B 7TM domains and ligand binding have been proposed based on site-directed mutagenesis, photo-crosslinking, and structure-based virtual screening studies, the accuracy of such modelling has been hampered by the low sequence homology between class A and class B GPCRs.

Crystal structure of GCGR 7TM domain

The 7TM domain of human GCGR was fused to the thermally stabilized E. coli apocytochrome b_{562}RIL (ref. 16) (referred to as BRIL) at residue 123, and the C terminus of GCGR was truncated at residue 432 (Supplementary Fig. 2). This crystallized GCGR construct with BRIL containing a truncated ECD (ΔECD) and C terminus (ΔC) (BRIL-GCGR(ΔECD/ΔC), Supplementary Fig. 3) has the same binding affinity for the antagonist ligand NNC0640 (Supplementary Fig. 1b) as the full-length wild-type GCGR (Supplementary Table 1), indicating

that the conformation of the 7TM domain of BRIL-GCGR(ΔECD/ΔC) is similar to wild-type GCGR. The structure of the BRIL-GCGR(ΔECD/ΔC) was determined at 3.4 Å resolution (Methods and Supplementary Table 2). Although GCGR was crystallized in the presence of NNC0640, convincing electron density for NNC0640 was not observed. As expected, GCGR adopts a 7TM fold (Fig. 1), with the BRIL fusion protein folded on top of the receptor and mediating most of the crystal contacts (Supplementary Fig. 4).

Despite the lack of protein sequence conservation, comparison of the GCGR 7TM structure with 13 known class A GPCR structures solved in inactive form shows that orientations and positions of helices in the 7TM bundles are conserved between the two classes (Fig. 1b, Supplementary Fig. 5). The 7TM helices of GCGR superimpose with those of the class A receptors with root mean squared deviation (r.m.s.d.) of C_α backbone atoms in the 2.7–3.3 Å range, above the 2.2–3.0 Å range observed between major branches (α, β, γ and δ) of class A GPCRs. The structural alignment of GCGR with rhodopsin shows an approximate spatial correspondence between residues in the 7TM helices of the two GPCR classes, but also reveals a number of gaps in transmembrane regions reflecting substantial structural deviations in transmembrane helices (Supplementary Fig. 6). The spatial correspondence between 7TM residues makes it possible to project the widely used class A Ballesteros-Weinstein numbering scheme (used hereafter for class A as BW number in parentheses) for comparisons between GPCR classes (Supplementary Table 3). Analysis of sequence and structural features within class B GPCRs, however, is defined by the Wootten numbering scheme based on class B residue conservation (used hereafter for class B receptors as superscript, Supplementary Table 3).

Class B versus A GPCRs

The GCGR structure reveals a number of features in the 7TM domain that are distinct from known class A GPCRs. The N-terminal end of helix 1 in GCGR is longer than any known class A GPCR structures and extends three additional helical turns (approximately 16 Å) above

[1]Department of Integrative Structural and Computational Biology, The Scripps Research Institute, 10550 North Torrey Pines Road, La Jolla, California 92037, USA. [2]The National Center for Drug Screening and the CAS Key Laboratory of Receptor Research, Shanghai Institute of Materia Medica, Chinese Academy of Sciences (CAS), 189 Guo Shou Jing Road, Shanghai, 201203, China. [3]Division of Medicinal Chemistry, Faculty of Sciences, Amsterdam Institute for Molecules, Medicines and Systems (AIMMS), VU University of Amsterdam, De Boelelaan 1083, 1081 HV Amsterdam, The Netherlands. [4]The Joint Center for Structural Genomics, Stanford Synchrotron Radiation Lightsource, SLAC National Accelerator Laboratory, Menlo Park, California 94025, USA. [5]Protein & Peptide Chemistry, Novo Nordisk, Novo Nordisk Park, 2760 Malov, Denmark.

图 2-36　2013 年 7 月王明伟博士与合作者在《自然》上发表研究长文的首页

RESEARCH HIGHLIGHTS

G PROTEIN-COUPLED RECEPTORS

Two landmark class B GPCR structures unveiled

High-resolution crystal structures of the human corticotropin-releasing factor 1 (CRF) receptor and the human glucagon receptor are reported in Nature. These two structures are the first reports of the seven transmembrane domains (TMDs) of the secretin-like group (class B) of G protein-coupled receptors (GPCRs) and reveal important structural details that might aid in the design of modulators of these receptors.

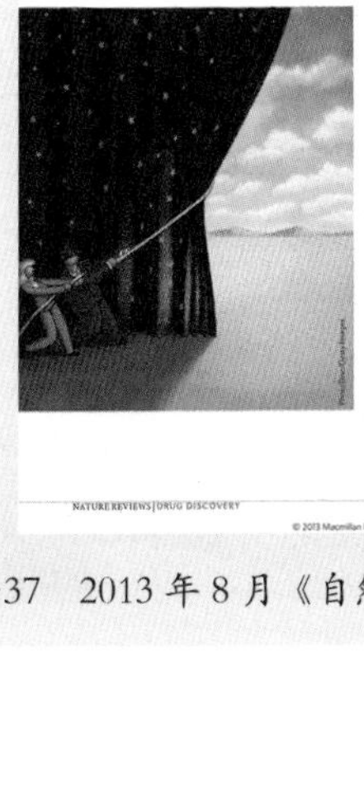

Both structures were resolved in the presence of corresponding antagonists. Although a distinct binding location was identified for the small-molecule antagonist CP-376395 on the CRF receptor, no such location was identified for the small-molecule antagonist NNC0640 on the glucagon receptor. Nevertheless, the TMD crystal structure of the glucagon receptor combined with the characterization of more than 100 single point mutations and computational modelling of the full-length molecule enabled detailed examination of its peptide-binding site.

For the CRF receptor, which is a potential drug target for depression and anxiety, the TMD adopts a pronounced V shape, in contrast to class A GPCRs. A large cavity is presented on the extracellular side, which the authors suggest is the peptide-binding site. They then compared the CRF receptor with the dopamine D$_3$ receptor as an example class A GPCR. Although the two structures show much similarity, striking differences in the TMD were revealed. For example, the extracellular portion of the CRF receptor is ~10 Å further away from the TMD than for the D$_3$ receptor.

Analysis of the antagonist–receptor structure showed that CP-376395 binds in a predominantly hydrophobic pocket defined by residues in helix III, helix V and helix VI — away from the large cavity that is presumed to be the peptide-binding site and away

from the locations determined with class A GPCRs. The binding location of the antagonist suggests that this may be how it keeps the receptor in the inactive state.

For the glucagon receptor, which is a potential drug target for type 2 diabetes, strong similarities and differences between this receptor and class A GPCRs were also revealed. For example, the orientation and position of the seven helices of the TMD are similar, but the amino terminal in helix I is larger than any GPCR structure solved so far. The glucagon receptor also has a wider and deeper cavity in the peptide-binding pocket compared with class A GPCRs, similarly to the CRF receptor structure.

Extensive mutagenesis, binding and modelling studies yielded detailed information on how peptide ligands bind to their cognate GPCRs. In general, glucagon is shown to form extensive interactions with the extracellular loops of the glucagon receptor and with residues deep within the TMD. Moreover, this model resolves discrepancies in previous efforts to model the binding site location of peptide ligands in class B GPCRs.

Together, these two papers provide a useful basis for the structure-based design of drugs targeting these receptors. Moreover, they provide a platform for resolving full-length receptor–ligand complexes of these and other class B GPCRs.

Man Tsuey Tse

ORIGINAL RESEARCH PAPERS Hollenstein, K. et al. Structure of class B GPCR corticotropin-releasing factor receptor 1. Nature 499, 438–443 (2013) | Siu, F. Y. et al. Structure of the human glucagon class B G-protein-coupled receptor. Nature 499, 444–449 (2013)
FURTHER READING Dorwart, B. C. et al. The structures of class B GPCRs: a hidden agonist within? Nature Rev. Drug Discov. 12, 25–34 (2013)

图 2-37　2013 年 8 月《自然综述·药物发现》发表的评论

B 型 G 蛋白偶联受体跨膜区的分子结构，《自然综述·药物发现》（*Nature Reviews Drug Discovery*）随后发表评论，称其为"G 蛋白偶联受体研究领域里程碑式的重大进展"。这便是我有生以来第一篇真正意义上的《自然》论文，距 1983 年的中文"习作"正好整整 30 年。

无独有偶，我与韩国国立首尔大学金圣勋（Sunghoon Kim）教授合作研究赖氨酰-tRNA 合成酶——层粘连蛋白受体抑制剂的努力此后不久也得到了回报，耗时 6 年的成果于 2013 年 11 月发表在《自然·化学生物学》（*Nature Chemical Biology*）上，从而更加坚定了团队的能力自信。考虑到我们所解析的并非全长胰高血糖素受体结构，要认识该受体的活化机制必须引进新的手段，我与 Stevens 教授便邀请我国知名药物设计专家蒋华良研究员携手攻关。他和助手采用分子动力学模拟技术揭示了胰高血糖素受体所拥有的"开启"和"关闭"两种动态构象，基此验证了我们在先前论文中所提出的全长结构模型。该项成果于 2015 年 7 月以长文形式发表在《自然·通讯》（*Nature Communications*）上，受到同行们的高度关注。至此，围绕胰高血糖素受体的结构生物学研究只缺全长三维结构了。

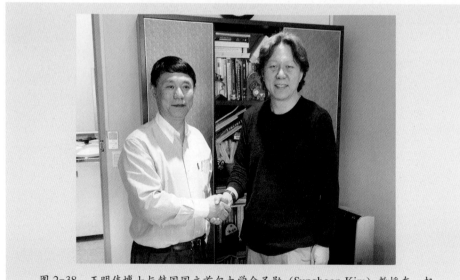

图 2-38　王明伟博士与韩国国立首尔大学金圣勋（Sunghoon Kim）教授在一起

nature
chemical biology

ARTICLE

PUBLISHED ONLINE: 10 NOVEMBER 2013 | DOI: 10.1038/NCHEMBIO.1381

Chemical inhibition of prometastatic lysyl-tRNA synthetase–laminin receptor interaction

Dae Gyu Kim[1,2,15], Jin Young Lee[1,2,15], Nam Hoon Kwon[1,2], Pengfei Fang[3], Qian Zhang[3], Jing Wang[3], Nicolas L Young[5], Min Guo[3], Hye Young Cho[6], Ameeq Ul Mushtaq[6], Young Ho Jeon[6], Jin Woo Choi[1,2], Jung Min Han[1,2], Ho Woong Kang[9], Jae Eun Joo[9], Youn Hur[9], Wonyoung Kang[9], Heekyoung Yang[9], Do-Hyun Nam[9], Mi-Sook Lee[2], Jung Weon Lee[2], Eun-Sook Kim[10], Aree Moon[10], Kibom Kim[1,2], Doyeun Kim[1], Eun Joo Kang[1], Youngji Moon[1], Kyung Hee Rhee[7], Byung Woo Han[7], Jee Sun Yang[7], Gyoonhee Han[11], Won Suk Yang[1,2], Cheolju Lee[12], Ming-Wei Wang[13] & Sunghoon Kim[1,2,14*]

Lysyl-tRNA synthetase (KRS), a protein synthesis enzyme in the cytosol, relocates to the plasma membrane after a laminin signal and stabilizes a 67-kDa laminin receptor (67LR) that is implicated in cancer metastasis; however, its potential as an antimetastatic therapeutic target has not been explored. We found that the small compound BC-K-YH16899, which binds KRS, impinged on the interaction of KRS with 67LR and suppressed metastasis in three different mouse models. The compound inhibited the KRS-67LR interaction in two ways. First, it directly blocked the association between KRS and 67LR. Second, it suppressed the dynamic movement of the N-terminal extension of KRS and reduced membrane localization of KRS. However, it did not affect the catalytic activity of KRS. Our results suggest that specific modulation of a cancer-related KRS or 67LR interaction may offer a way to control metastasis while avoiding the toxicities associated with inhibition of the normal functions of KRS.

Because metastasis is the primary cause of death related to cancer[1], new therapeutic targets to control metastasis are a hot topic of research. Invasion is the initiation step of cancer metastasis, and this step requires proteolytic degradation of surrounding tissues and the extracellular matrix (ECM) and a change in cancer cell adherence. The proteolysis of the ECM paves the way for invasion, and the dynamic switch of interaction between cancer cells and the ECM transmits signals for cell migration[1,2]. Laminin is a major constituent of the ECM and has critical roles in cell adhesion, differentiation and migration[2]. Laminin induces a signal propagation pathway leading to the induction of matrix metalloproteinase 2 (MMP-2), which is involved in the degradation of the ECM[3]. Laminin also activates phosphatidylinositol-3 kinase and p38 mitogen-activated protein kinase (MAPK)[4] and induces cell migration by interacting with receptors such as integrins and 67LR.

67LR has attracted much attention as a marker of metastasis in various cancers[5–8]. High expression of 67LR in breast, lung, ovary, colon and prostate carcinomas and in lymphomas have been reported, and it is known to be positively correlated with cancer progression and malignancy[5,8,9,12]. 67LR stabilizes the interaction between laminin and cell surface integrins. This receptor also induces conformational changes in laminin when binding to it and thereby stimulates proteolytic cleavage of laminin to promote tumor cell migration[2]. All of these findings point to the importance of 67LR in cancer metastasis, making 67LR a promising target for antimetastatic therapeutics.

The 67LR protein is a dimeric form of 37-kDa laminin receptor precursor (37LRP), a ribosomal subunit protein in the cytosol[10]. The dimerization process of 67LR and its preferential localization in the plasma membrane are not well understood. It is simply known that fatty acylation is necessary for the conversion process[11]. The membrane stability of 67LR increases when it associates with KRS, which enhances cell migration[9]. Although 37LRP has the potential for interaction with KRS, KRS preferentially binds to and controls the stability of 67LR in the plasma membrane[9].

Human KRS is an enzyme essential for protein synthesis and normally resides within the multi-tRNA synthetase complex (MSC)[14] in the cytosol; however, it performs dynamic functions as a result of various stimuli, moving to the nucleus or the plasma membrane space[15,16]. After a laminin signal, p38 MAPK phosphorylates KRS at Thr52, and KRS translocates to the plasma membrane, where it protects 67LR from ubiquitin-mediated degradation[9]. In light of the role of 67LR as a metastasis marker, we hypothesized that KRS would promote metastasis via 67LR and that we could control metastasis by inhibiting the interaction between the two proteins. In this work, we investigated the pathological role of KRS in promoting metastasis in vivo and its potential as an antimetastatic therapeutic target.

[1]Medicinal Bioconvergence Research Center, Seoul National University, Seoul, Korea. [2]Research Institute of Pharmaceutical Sciences, College of Pharmacy, Seoul National University, Seoul, Korea. [3]Department of Cancer Biology, The Scripps Research Institute, Scripps Florida, Jupiter, Florida, USA. [4]Department of Chemistry and Biochemistry, Florida State University, Tallahassee, Florida, USA. [5]Ion Cyclotron Resonance Program, National High Magnetic Field Laboratory, Florida State University, Tallahassee, Florida, USA. [6]College of Pharmacy, Korea University, Sejong, Korea. [7]Wellman Center for Photomedicine, Massachusetts General Hospital, Harvard Medical School, Boston, Massachusetts, USA. [8]Yuhan Research Institute, Yongin, Korea. [9]College of Pharmacy, Duksung Women's University, Seoul, Korea. [10]Translational Research Center for Protein Function Control, Department of Biotechnology and WCU Department of Biomedical Sciences, Yonsei University, Seoul, Korea. [11]BRI, Korea Institute of Science and Technology, Seoul, Korea. [12]The National Center for Drug Screening, Zhangjiang High-Tech Park, Shanghai, China. [13]World Class University Department of Molecular Medicine and Biopharmaceutical Sciences, Seoul National University, Seoul, Korea. [15]These authors contributed equally to this work. *e-mail: sungkim@snu.ac.kr

图 2-39　2013 年 11 月金圣勋团队和王明伟博士合作在《自然·化学生物学》上发表研究论文的首页

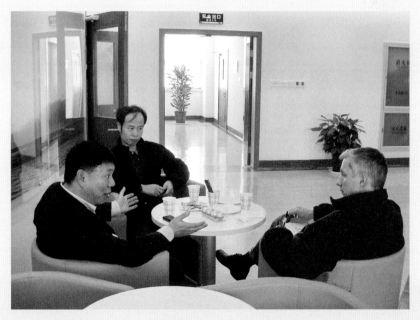

图 2-40　王明伟博士在上海张江与蒋华良研究员和 Raymond Stevens 教授一起商讨研究计划

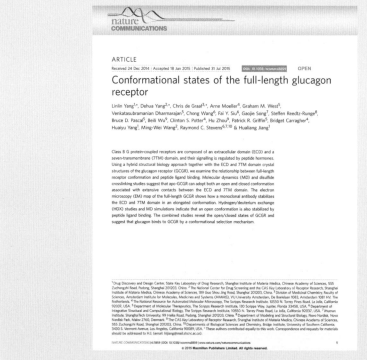

图 2-41　2015 年 7 月王明伟博士与合作者在《自然·通讯》上发表研究论文的首页

　　成功是一次旅程而非终点。在顺境中的我们没有沾沾自喜，没有放松懈怠，更没有忘记初心。其实，在首篇《自然》长文投稿后不久，我们即把重心转回到胰高血糖素样肽-1 受体的研究上了。2016 年，我领衔在《生物化学杂志》（*The Journal of Biological Chemistry*）和《药理学综述》（*Pharmacological Reviews*）上分别发表论著，阐述胰高血糖素样肽-1 受体结构与功能之关系。同年 8 月初，我与 Stevens 教授在美国南加州 Marina Del Rey 会晤，决定组织一次更大规模的会战，旨在尽快解析该受体的立体结构。我在原有团队组成的基础上，调动复旦大学药学院的科研人员支援上海科技大学 iHuman 研究所刘志杰教授团队的工作，不顾酷暑严寒，坚决有求必应，以"排山倒海"之气概，志在必夺。苍天不负有心人：我们用不到 5 个月的时间便在世界上首次解析了胰高血糖素样肽-1 受体七次跨膜区的晶体结构并揭示了相关的别构调节机理。

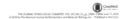

图 2-42　2016 年 6 月王明伟博士与合作者在《生物化学杂志》上发表研究论文的首页

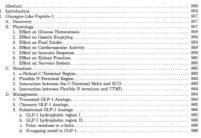

图 2-43　2016 年 10 月王明伟博士与合作者在《药理学综述》上发表长篇综述的首页

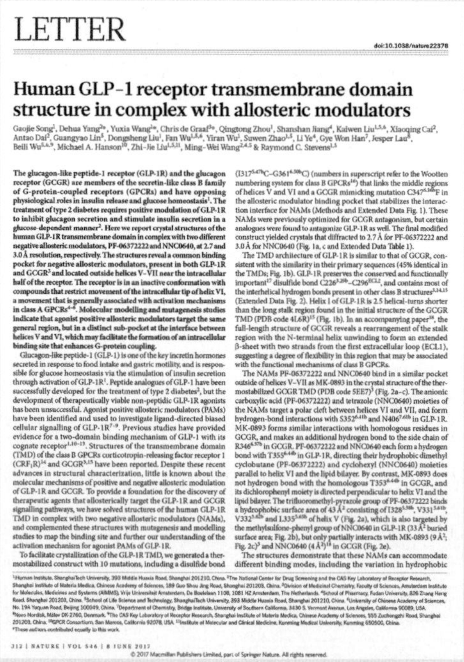

LETTER

doi:10.1038/nature22378

Human GLP-1 receptor transmembrane domain structure in complex with allosteric modulators

Gaojie Song[1], Dehua Yang[2*], Yuxia Wang[1*], Chris de Graaf[3*], Qingtong Zhou[1], Shanshan Jiang[4], Kaiwen Liu[1,5,6], Xiaoqing Cai[2], Antao Dai[2], Guangyao Lin[5], Dongsheng Liu[1], Fan Wu[1,5,6], Yiran Wu[1], Suwen Zhao[1,5], Li Ye[4], Gye Won Han[7], Jesper Lau[8], Beili Wu[5,6,9], Michael A. Hanson[10], Zhi-Jie Liu[1,5,11], Ming-Wei Wang[2,4,5] & Raymond C. Stevens[1,5]

图 2-44　2017 年 5 月王明伟博士与合作者在《自然》上同期发表研究正文的首页

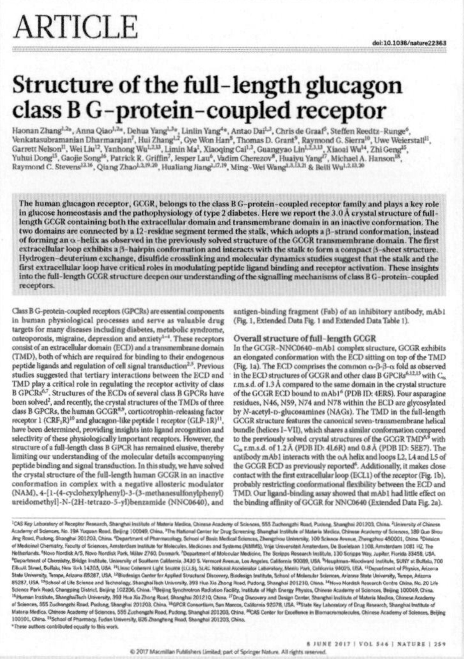

ARTICLE

doi:10.1038/nature22363

Structure of the full-length glucagon class B G-protein-coupled receptor

Haonan Zhang[1,2*], Anna Qiao[1,2*], Dehua Yang[1,3*], Linlin Yang[4*], Antao Dai[1,3], Chris de Graaf[5], Steffen Reedtz-Runge[6], Venkatasubramanian Dharmarajan[7], Hui Zhang[1,2], Gye Won Han[8], Thomas D. Grant[9], Raymond G. Sierra[10], Uwe Weierstall[11], Garrett Nelson[11], Wei Liu[12], Yanhong Wu[1,2,13], Limin Ma[1], Xiaoqing Cai[1,3], Guangyao Lin[1,2,3,13], Xiaoai Wu[14], Zhi Geng[15], Yuhui Dong[15], Gaojie Song[16], Patrick R. Griffin[7], Jesper Lau[6], Vadim Cherezov[8], Huaiyu Yang[17], Michael A. Hanson[18], Raymond C. Stevens[13,16], Qiang Zhao[1,2,19,20], Hualiang Jiang[1,17,19], Ming-Wei Wang[1,3,13,21] & Beili Wu[1,2,13,20]

The human glucagon receptor, GCGR, belongs to the class B G-protein-coupled receptor family and plays a key role in glucose homeostasis and the pathophysiology of type 2 diabetes. Here we report the 3.0 Å crystal structure of full-length GCGR containing both the extracellular domain and transmembrane domain in an inactive conformation. The two domains are connected by a 12-residue segment termed the stalk, which adopts a β-strand conformation, instead of forming an α-helix as observed in the previously solved structure of the GCGR transmembrane domain. The first extracellular loop exhibits a β-hairpin conformation and interacts with the stalk to form a compact β-sheet structure. Hydrogen-deuterium exchange, disulfide crosslinking and molecular dynamics studies suggest that the stalk and the first extracellular loop have critical roles in modulating peptide ligand binding and receptor activation. These insights into the full-length GCGR structure deepen our understanding of the signalling mechanisms of class B G-protein-coupled receptors.

图 2-45　2017 年 5 月在王明伟博士与合作者《自然》上同期发表的研究长文的首页

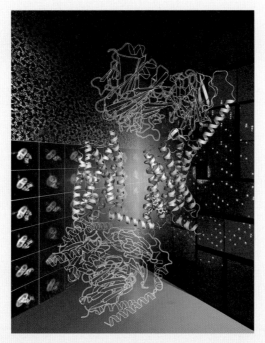

图 2-46　胰高血糖素样肽-1 受体跨膜区和全长胰高血糖素受体的三维结构的示意图

　　在开展多学科交叉和多技术融合的"大兵团"协作时，中国科学院上海药物研究所 A 型 G 蛋白偶联受体结构解析高手吴蓓丽研究员和赵强研究员也将其研究触角延伸至 B 型受体家族。在我们亲密无间的并肩奋战过程中，吴蓓丽研究员一马当先，率领国际合作团队成功测定了胰高血糖素受体全长蛋白的三维结构并揭示了该受体不同结构域对其活化的调控机制。好事成双：今年 5 月 18 日，上述两项研究成果分别以长文或正文形式同时在线刊载于《自然》，引得海内外同行的齐声赞誉。必须指出，《自然》在 4 月至 5 月的 2 个月内先后在线发表了 6 篇解析 B 型 G 蛋白偶联受体结构的论文，涉及降钙素受体、胰高血糖素受体和胰高血糖素样肽-1 受体全长或七次跨膜区晶体和/或冷冻电镜立体结构，我国科学家的贡献强达三分之一。

　　在全力推动上述联合攻关的同时，上海科技大学 iHuman 研究所徐菲副教授领衔的人源平滑受体晶体结构解析工作也在紧锣密鼓地展开。我以上海科技大学生命科学与技术学院特聘教授和复旦大学药学院院长的双重身份，不失时机地协调这两个机构相关研究团队的沟通交流和实验进度，帮助他们最终以高达 2.9 埃的分辨率于 5 月 17 日在《自然·通讯》上在线发表了该受体多结构域的三维结构。不言而喻，上海科创中心核心区几乎同一天在《自然》主刊及其子刊连续发表三项重要成果实属罕见，必将成为我们建设创新型国家的又一标杆。

回首往事，并没有什么胜利可言，挺住意味着一切。的确，在这萦绕 28 年的《自然》情结里，初心未泯；在这奋战 15 载的克难坚守中，矢志不渝。风雨兼程，一路走来，失去不少，得到更多。令我感到骄傲的不仅是我们的自主创新彰显了中国的力量，而且是我们的守望相助充实了知识的宝库。我希望而且坚信，在不远的将来，亿万糖尿病和肥胖症患者将会享受到我们长期坚守所带来的福音，因为由 Boc5 所缔造的传奇仍在不断延续。

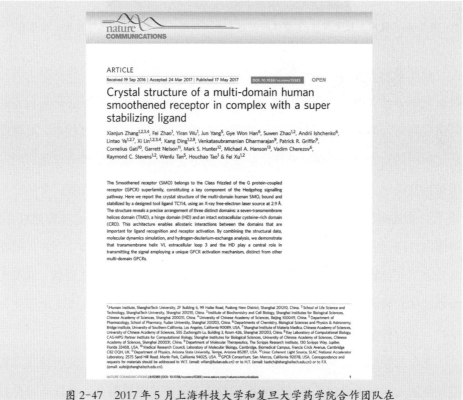

图 2-47　2017 年 5 月上海科技大学和复旦大学药学院合作团队在
《自然·通讯》上发表研究长文的首页

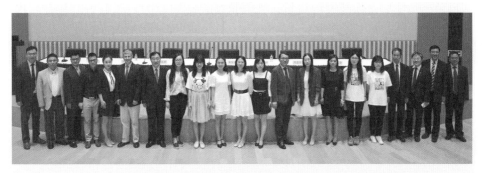

图 2-48　2017 年 5 月在《自然》主刊及其子刊同时发表 3 篇重要研究论文的
　　　　主要作者等的合影

人民日报刊发 | 十年征程，国家科技重大专项打造"国之重器"

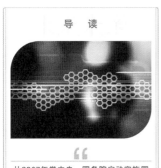

导　读

从 2007 年党中央、国务院启动实施国家科技重大专项（以下简称重大专项），科学家们砥砺前行，已奋战了十个年头。

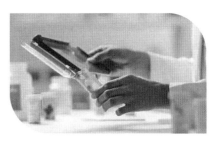

今年 **5 月 18 日**，在新药创制重大专项的支持下，国际顶尖学术期刊《自然》在线发表了我国科学家关于胰高血糖素受体和胰高血糖样肽—1 受体的两项最新研究成果，为治疗 Ⅱ 型糖尿病和肥胖症的新药研发指明了方向。

图 2-49　2017 年 6 月 2 日《人民日报》"砥砺奋进的五年"系列报道曾以
　　　　《自主创新彰显中国力量》为题进行相关报道。

　　学弟学妹们，听完这段故事你们应该体会到坚守的艰难，坚守的力量和坚守的回馈。5 年内连发 3 篇《自然》主刊和 2 篇《自然》子刊论文，以当今学术界任何一种标准来衡量都应算作成就，称为"牛人"。自 35 年前从上医毕业那时起，我便折服技术牛人，追随科坛大咖，崇拜学界巨擘，因为他们都有一个共同的特质——坚守：坚守初心，坚守理想，坚守信念，坚守忠诚，坚守责任。

学弟学妹们，你们即将从复旦大学这所名校毕业，天涯海角，各奔前程。名校所公认的优势便是牛人云集，他们将悄悄影响着你们的一生。王学文在《新东方精神》一书中曾这样写道："你要用牛人的标准要求自己，不断地走到牛人当中去，拉近和牛人之间的距离。当你觉得自己能够成为他们中的一员时，你才能成为真正的牛人。"而在接近和成为牛人的道路上，你们需要在顺境中保持谦逊，在逆境中昂扬斗志，坚守我们共同的理想：促进人类的健康。

复旦大学是造就牛人的学府，药学院也以培育精英为使命。从今往前展望若干年，你们当中有没有牛人，出不出大咖，成不成巨擘都无法预测，但有一条是必然的，那就是明天的世界会因为你们对事业的坚守而有所不同。因此，作为你们的院长我倍感荣耀。

谢谢各位。

2017 年 6 月 4 日初稿成于美国加州圣迭戈

追　求

—— 在复旦大学药学院 2017 级开学典礼上的致辞

各位同学、各位老师：

今天我们欢聚一堂，送别渐行渐远的酷暑盛夏，欢迎 2017 级新生的到来，共同庆祝新学年的开始。此刻，同学们一定思绪万千，既有离家的惆怅，又有入学的兴奋。无论如何，首先请允许我热烈祝贺各位"过关斩将"，在复旦大学这所著名学府掀开自己求学成才的崭新篇章。

讲到名校，人们自然会想到优秀师生、雄厚资源、先进平台和丰富机会。其实，名校带给学生更多的是勇敢、自律、进取和不懈的思维方式和处事态度。这种通常只能感悟却难以言表的气质可以影响你的一生，甚至是你的后人。金钱很难继承多代，但精神可以流传久远。

思维方式与处事态度密切相关。不同的思维方式造就了完全不同的心态、性格和命运。那些积极进取、学有所获、工作尽力、不断提高的人拥有强大的意志力，他们少抱怨、不懈怠，通过自我变革和持之以恒在人生的舞台上创造自己的荣光。名校所要弘扬的就是这种精神。

进入复旦后，你会感受到一种无形的压力在推动着你追求卓越。这种压力与竞技运动所提倡的"冠军思维"如出一辙：它让你咬紧牙关、坚持初心，让你沉着应战，并且让你在身处逆境时依然能获全胜。值得一提的是，几乎所有世界冠军和学术大咖都具有这样的思维方式。

这些巨人不认为自己有多特别或生来就能取胜。他们勤奋刻苦，在压力下可以保持注意力高度集中，关键时毅然超越自己，实现能力升华。我相信，能力会帮助你攀登高峰，但需要"冠军思维"来使你长盛不衰：一旦有所成就，我希望看到你继续付出同样甚至更多的努力。

Raymond Stevens 是药学院的兼职教授，在目前全球已经解析的 44 个 G 蛋白偶联受体的立体结构中，他领衔和参与了其中的 30 个。然而功成名就的他却没有丝毫的松懈，几十年如一日坚持清晨独自进入实验室。在上海工作时曾因摸黑单骑驰骋张江园区而引来民警的关注，一时传为佳话。

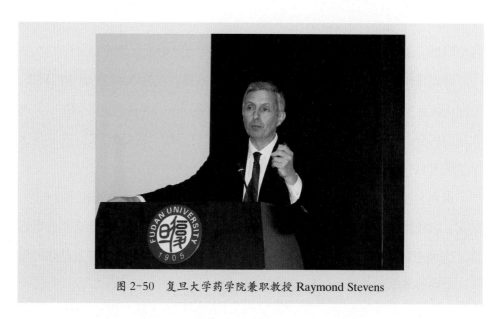

图 2-50　复旦大学药学院兼职教授 Raymond Stevens

复旦的精英教育和国际视野在培育"冠军思维"的同时也在与时俱进地帮助你建立来自内心的标准。这种标准绝不会为了减少自身与环境的冲突而有所降低；这种标准根植契约精神，使你成为"凡事有交代，件件有着落，事事有回音"踏实靠谱的人，博众采而终担大任。

思维方式和做事标准左右你的观念和为人处世。观念会因势而异，但其变并不改变事物本身，改变的只是你对事物的认识；但观念可以改变人，人可以改变世界。而复旦正是要培养能够推动经济发展和社会进步的栋梁之才：他们必须拥有正确的世界观、价值观和人生观。

金圣勋是药学院另一位兼职教授，在分子肿瘤学领域享有国际声望。早年留美学成回到仍在军政府统治下的韩国后便投身民主运动，用他出色的艺术才华拍摄时事纪录片抨击政弊。而今时过境迁，他又华丽转身成为科普卡通画家，用年轻人所酷爱的形式宣传科学的真谛。

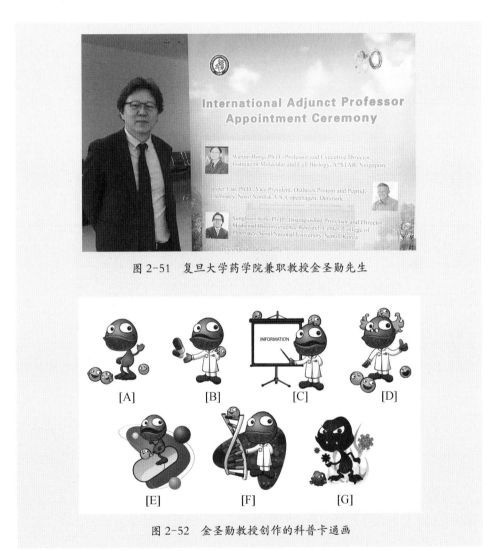

图 2-51　复旦大学药学院兼职教授金圣勋先生

图 2-52　金圣勋教授创作的科普卡通画

态度决定行为，行为决定结果。在复旦深厚的文化底蕴与前卫的创新氛围熏陶下，你要以超常的思维缔造先见之明，将所有梦想和计划付诸实践：希望在别人没明白的时候你明白了，在别人明白的时候你行动了，在别人行动的时候你作为了，在别人作为的时候你成功了。

人生没有白走的路，每一步都算数，每一段都是一种领悟。科学研究的道路何尝不是一场朝圣？既然是朝圣，那就要老老实实地走，每一步路都要自己走到，不要把别人走的路算作是自己的，不要投机取巧搭顺风车，更别指望让他人背着走一程。每一步路都要自己去走。

上杉志成是药学院又一位兼职教授，拥有博大人文情怀的他 6 年前以接受美式教育时形成的标新立异之作风在日本创立"亚洲化学生物学计划"，联手中国、韩国和新加坡的主流科学家，年复一年地在亚太不发达地区轮流举办学术会议，传授前沿技术，招收当地研究生。

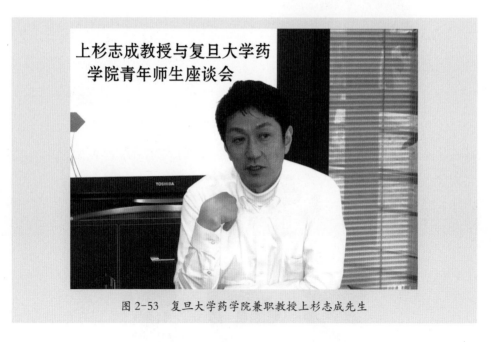

图 2-53　复旦大学药学院兼职教授上杉志成先生

我期待着你在复旦以长远的眼光、宽广的胸襟、超群的胆识和乐观的心态来构建今后人生道路的宏伟格局；以深入心扉的修养、无需提醒的自觉、基于约束的自由和为他人着想的善良来开拓眼界、活跃思路、积蓄实力、成就学业。你必将撷取由你辛勤付出所结出的硕果。

最后，我坚信复旦能够带给你精神上的洗礼和锤炼，使你在达到一定高度后依然有上进的动力，而不是安于现状；你会决意变得更有理想，以高标准要求自己，让自己更加优秀；你会在选择时懂得取舍，成为一个愿为社会奉献，而不只会向其索求的具备当代文化素养的人。

　　谢谢各位。

2017 年 8 月 4 日初稿成于美国加州圣迭戈市

超　　越

——国之重器的 20 年创新路

梦起张江，我们昂首迈出艰难的第一步

20 世纪 90 年代初，我在英国剑桥大学毕业后不久就前往美国从事创新药物的筛选。新药的发现需要筛选大量的化合物，从中找到针对特定靶点的活性样品，通过后继研究来确定具有临床应用价值的先导化合物，进而迈入新药的

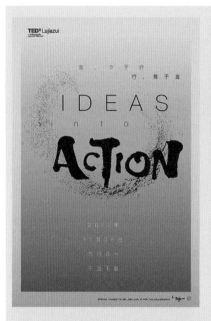

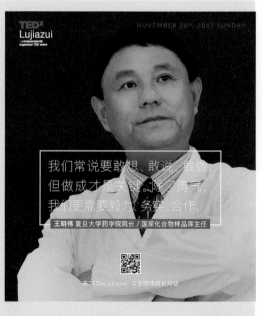

图 2-54　王明伟院长作讲的 TED[×]Lujiazui 论坛主题"理想与行动"

图 2-55　王明伟院长作讲 TED[×] Lujiazui 主题论坛

开发阶段。因此，可供筛选的化合物越多，发现新药的几率便越大。然而，我们国家以往在这方面缺少积累，样品资源分散匮乏，2001年我加盟国家新药筛选中心的时候，那里所收集的化合物还不到5万个，真是"巧妇难为无米之炊"——建设大规模化合物库是我国药物创新的历史夙愿。

2003年8月，国家有关领导人在科技部和上海市主要领导的陪同下来国家新药筛选中心视察。在问及对未来有何诉求时，我便把建设"国家化合物样品库"的设想提了出来，当场得到各位领导之首肯，并提出了首期20万个样品的存储目标。然而，限于当时的国力，虽然多次在京沪两地奔波交涉，终因缺乏资金和硬件投入而未果：虽有梦想，却难落实。

我不得不按捺住挫折感，把初心暂时搁置，全身心投入了实验研究。就在这个时候，我们通过高通量筛选发现了针对2型糖尿病治疗靶标——胰高血糖素样肽-1受体的小分子激动剂。而后我们又耗时3年余系统阐明了这类化合物的化学、药效学和药理学特征，引起了糖尿病药物开发巨头丹麦诺和诺德公司的兴趣。2006年秋，双方达成由其出巨资共同进行药用开发的意向。可是不出3个月，诺和诺德公司突然宣布放弃全部小分子药物的研究，我们的合作也随之泡汤，当时的沮丧之情难以言表。

但是，我们并没有迁怒于丹麦朋友：在时任卫生部部长陈竺的指导下，诺和诺德公司不久便决定捐资与中国科学院建立专项研究基金，支持合作创新和人才培养。该基金不久前庆祝了它的10周年生日，100多位中国科学家由此受益。2007年初夏，当获知诺和诺德公司有意转让其耗时15年建设、储量约为50万个样品的化合物库时，我不由自主地萌生了"借船出海"的念头。那年初秋，我乘访问哥本哈根之便分别会晤了诺和诺德公司相关部门的主管，旨在改变其拆分出售的想法以保持样品库的完整性。经过长达半年的游说、协调和谈判，诺和诺德公司在2008年3月决定把该化合物库无偿捐献给中国，同时把它的使用权赠送给世界卫生组织用于对贫穷所致疾病和被忽略热带病治疗新药的筛选。我们先后接收了两批化合物，总数是47.72万种，包括约32.5万个专

有化合物，当时估值人民币 5 亿元，为我国科技界在建国后接受的一笔价值最
大的公共资产。

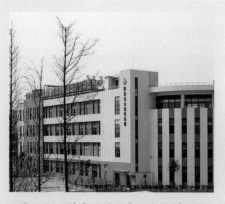

图 2-56　落成后的国家化合物样品库

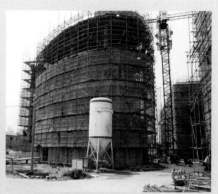

图 2-57　建设中的国家化合物样品库

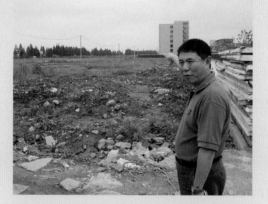

图 2-58　国家化合物样品库建设前在张江的选址

亮剑突破，我们继续推进踏实的第二步

有了诺和诺德公司捐赠的化合物库，加上自身的积累，我们手中掌握的样
品数量迅速上升至 58 万余种，国家新药筛选中心原有的库房已经无法容纳。为
此，我向上海市张江生物医药基地开发有限公司王兰忠总经理求助。面对"三
无"（无证、无地和无钱）的我，这位老朋友没有迟疑、没有搪塞更没有奚落，
说了一句"我相信你，但你不能给我吃药"（即由他出面贷款建设但我日后要想

办法还贷）之后，便和我选定在川杨河以北的一块空地上为当时仍是概念的"国家化合物样品库"建造专门用于样品存放、发展和使用的大型实验设施。

开工后不久，世界卫生组织就来人实地考察，并派遣尼日利亚、肯尼亚和印度等国的青年科学家来上海开展针对结核病、血吸虫病和马来丝虫病治疗靶点的新药筛选。此后每年都有第三世界国家的学生和科研人员到我们的实验室实习培训或开展合作研究。我们履行大国责任和义务的举措引得了业界的赞许，以至今年3月专门为此召开学术论坛，与14个国家和地区合作成立了"亚太地区热带病药物与诊断创新联盟"。这种影响力和辐射面是我当年始料未及的。

在紧锣密鼓地打造硬件的同时，我意识到这个化合物库必须成为国家级建设项目才能确保得到长期资助和可持续性发展。2009年夏，我陪同诺和诺德公司高管会晤时任卫生部部长陈竺和副部长刘谦时，提出将建设"国家化合物样品库"作为"重大新药创制"国家科技重大专项一个任务的建议，获得支持。同年，国家化合物样品库被纳入中国科学院"国家重大科技基础设施建设项目"范畴，2010年，卫生部和上海市达成共识，决定共投共建。2011年又成为中国科学院与卫生部院部合作共建重点项目。陈竺院士在视察刚刚完工的化合物库大楼时要求我们为"建设一流国家药物创新资源平台"而不懈努力。2012年，这个专门用于样品存放、发展和使用的大型实验设施启用，国家化合物样品库正式成立，开始对外服务。年内，在原上海市人民政府副市长沈晓明等的直接推动下，相关建设和运行经费获得拨付，对张江生物医药基地开发有限公司的欠款一笔归还，我对王兰忠的承诺提前兑现。期间，我们牢牢把握机遇，从因2008年国际金融危机造成资金链断裂或不得不破产的一些欧美医药企业收购化合物，在较短时间里实现了样品储量的快速增长。

从资源到文化，原创需要和谐的精神生态

为了消除外人对中英文"库"字（Library或Storage）的通常认识，我对国家化合物样品库的司标设计倾注了心力，它的4块颜色分别代表了不同的意

义和理念，里面凸显的阴影则是国家化合物样品库英文名称（The Chinese National Compound Library）的首个字母 "CNCL"。绿色取自样品库运营方中国科学院上海药物研究所和国家新药筛选中心的司标，喻指创新之树常绿；橙色是西方文化中努力的象征，喻指奋进之力不竭；蓝色源自世界卫生组织和张江生物医药基地开发有限公司的司标，其中的湖蓝是联合国旗帜所代表的和平，喻指和谐之美永存；顺时针轮转到最后的紫色为中国文化里富贵的标示，喻指财富之源共享。科研环境理应显现创新文化，不能是枯燥乏味的。在内装修设计时，我们刻意将化合物库四个楼层的地面和家具以绿、橙、蓝、紫四种颜色作为主色调，取得了良好的效果。

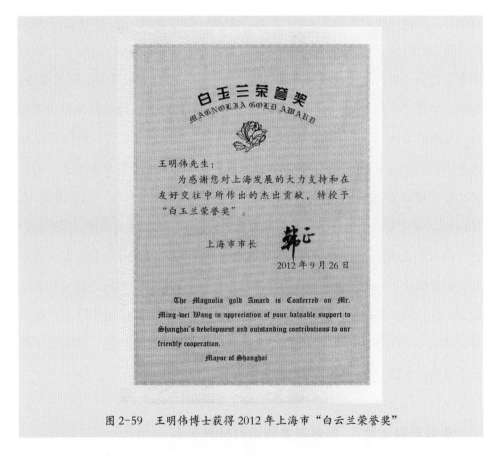

图 2-59　王明伟博士获得 2012 年上海市 "白云兰荣誉奖"

　　人为聚焦建设高新技术开发区的通病是科技高地与文化沙漠并存，园区不宜人居也缺乏创新文化的生态环境。为此，我们创建了由国家化合物样品库牵头的"相约张江"学术活动共享联动机制，除了促进张江高科技园区内外的学术交流之外，还多次举办诸如"漫话音乐剧"和"论坛开进展览馆"等多种形式的人文活动，丰富科研人员的精神生活，致力于使科技创新与文化创意融为一体。正如《自然·化学生物学》（*Nature Chemical Biology*）杂志资深编辑Catherine Goodman 博士所说："访问国家化合物样品库令我非常愉快，整个设施给我留下了深刻的印象。我相信这个机构将成为许多创新成果的策源地。"

由共享到共创， 引领要有胸怀担当和提携

国家化合物样品库从成立伊始即秉承开放创新、资源共享的理念，在体制机制和运行模式上大胆尝试，勇于突破。样品库由位于张江的核心库和分布在全国各地的 6 个卫星库和 6 个资源中心组成，国内从事新药创制研究的主要机构都参与其中。这一独特的组织形式可实现化合物样品和筛选模型的互通互用，共生共长。2015 年，由国家新药筛选中心联合样品库各组成单位共同建立的"全国药物发现资源服务网络"上线，这一集样品资源、筛选技术和专业咨询为一体的公共服务平台，旨在为海内外客户提供专业化、跨地域和实时性的在线服务，目前已有 1200 多个注册用户。

截至 2016 年年底，国家化合物样品库经查重去重后的化合物储量为 221.8 万种，其中核心库的拥有量为 179.2 万种，具有结构多样化、存储专业化、管理集中化、信息系统化和质控标准化等特点，并投入实际应用，是目前亚洲规模最大、名列全球公共化合物库之首的化合物资源平台。

自 2012 年正式运行以来，国家化合物样品库先后接待了海内外来自政府机构、高等院校、科研院所及医药企业的各类人士之访问超过 750 批次。其中包括多位党和国家领导人、相关部委和中国科学院的领导、世界卫生组织原总干事陈冯富珍和七位诺贝尔化学奖或医学奖得主，向世界充分展示了国家化合物样品库创新的运行机制、合理的管理方式、先进的仪器设备、超前的服务理念、和谐的文化氛围以及强劲的发展势头，受到到访者的一致好评。

国家化合物样品库在过去岁月里由小到大、由弱到强，联合全国新药研究领域的中坚力量建立了具有国际影响力新药创制资源平台。2015 年荣获浦东新区科技进步一等奖、上海市科技进步三等奖和浦东新区创新成就奖。

砥砺前行，创新赖于追求卓越的原生动力

国家化合物样品库经历了从概念到雏形再发展成重器的历史变迁：这是一个寻梦、追梦和圆梦的故事。许许多多的同道战友和国际友人为之付出了艰辛的汗水。我们常说敢想敢说敢做，恐怕做成才是关键。国家化合物样品库的成长史告诉我们，追梦不是一句空洞的口号。追梦需要勇气，需要毅力，需要务实，需要合作。当年引进诺和诺德公司化合物样品库时曾经有朋友劝我据此建立外包服务公司营利运作。我没有这么做的最重要原因是要一如既往地探索开放创新的机制，践行资源共享的理念。

这些年来，我潜心于把概念付诸行动，通过一连串的行动来缔造一种大作为，以大作为部署大格局，由此发挥引领和辐射效应，进而在全球视野下形成影响力的实践，其本身就是源头创新、持续创新和循环创新的真实写照。

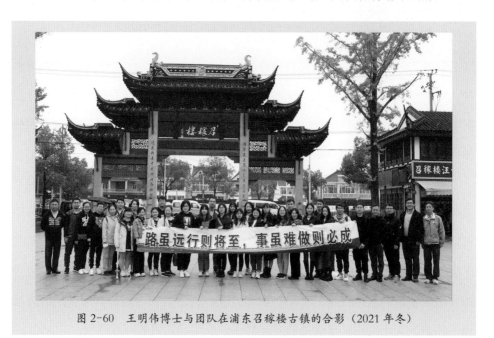

图 2-60　王明伟博士与团队在浦东召稼楼古镇的合影（2021 年冬）

　　我一路走来，有许多遗憾和失落，更多的是成功与精彩。这不是一夜成名的故事，也不是孤军奋战的传奇。起梦只是创意，圆梦才是创新。在这个伟大的时代与同胞一起追寻中华民族伟大复兴的"中国梦"是无比荣幸的。梦圆国家化合物样品库的故事只有在中国、在国力日益强盛的当下才成为可能。我想，此生也许不会再有更大的满足和自豪了，那就是追梦：以国家的名义。

守　信

——在复旦大学药学院 2018 届毕业典礼上的致辞

各位同学、各位老师、各位家长：

首先热烈祝贺在座的每位毕业生圆满完成现阶段的学业，即将迈步人生道路的新征程。自从我 2016 年以"选择"为题在药学院毕业典礼上发表心灵感悟以来，每年初夏都有人问我今年打算讲什么。显然，选题除了计划在何种高度上立意之外，也决定着我希望让听众产生怎样的思考和自省。

前不久，有记者在采访时问及我就任复旦大学药学院院长以来感触最为深刻的事情。我毫不犹豫地回答道："诚信缺失"。前年新生报到那天学院发生了一起毫无预警征兆的失信案例：一名推免生迟迟未来，邮件电话都联系不上，最后从她远在海外研修的导师那里获知其已在美国入学就读研究生课程了。学院和导师都为这种典型的失信行为付出了代价。而后，我了解到这种现象并不罕见，有些学生出于自私千方百计地抢占各种机遇，将他人利益和社会公德置之脑后。我想，采取某些行政措施或许可以减少这种情形的发生，但这并没有提高名校学生特别是毕业生的品格素质。

当我们把诚实守信当作天经地义、与生俱来的人格品行时，这种类型的失信便是投机和缺德，因为你不但剥夺了别人的机会而且也玷污了学院和你本人的名誉。今天我在这里不谈诚信的定义和要素，而是用亲身的经历讲述三位诺贝尔化学奖得主坚守承诺、言而有信的感人故事。

"你是催化剂"

英国科学家 Aaron Klug 爵士因开发晶体学电子显微术和阐明具有重要生物学意义的核酸-蛋白质复合物结构（Development of crystallographic electron microscopy and structural elucidation of biologically important nucleic acid-protein complexes）而荣获 1982 年诺贝尔化学奖。我在剑桥求学时虽然与他交往不多，但其间一次关于毕业后去向的交谈至今记忆犹新。

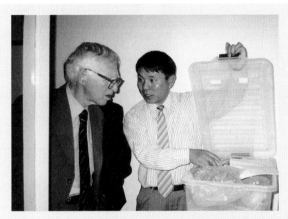

图 2-61　王明伟博士向 Aaron Klug 爵士介绍中草药样品的收集情况

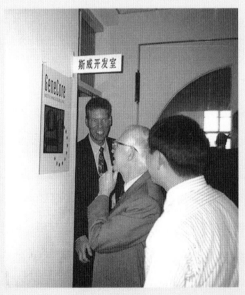

图 2-62　Aaron Klug 爵士观赏由王明伟博士创建的上海基康公司之司标设计

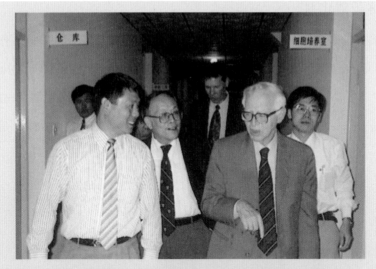

图 2-63 　王明伟博士、朱德煦教授和林克先生陪同 Aaron Klug 爵士
参观上海生宁公司的实验室

　　20 世纪 80 年代末是我国改革开放后外派留学生获得学位、考虑学成后去向比较集中的时期，碍于当时国内较为落后的科学技术水平和工作生活条件，不少留学人员对回国发展难下决心。Aaron 爵士因其早年也是从南非前往英国留学立业的，他对我们的关切自然易于理解，提出了以回国服务为终极目标，顺应形势，因人而异，从长计议的建言。1990 年 6 月赴美工作前我曾去道别，Aaron 爵士特别教诲我择机回国并说会来看我。此后我每次回剑桥去英国医学研究委员会分子生物学实验室（MRC Laboratory of Molecular Biology）探望学友的同时也会顺便与 Aaron 爵士打个招呼。记得是 1996 年的初冬，他作为时任英国皇家学会会长正在筹划次年秋季的中国之行，我在导师 Brian Heap 爵士（时任英国皇家学会副会长兼外事秘书）的安排下专门拜访了 Aaron 爵士。当他知道我那时已在上海创业准备不久全职回国时很是赞许，说道："我会支持你，我们来看你（I shall support you, we will come to see you）。"当时我以为他这么说也如前回那样，只是客套，并未在意。然而次年 9 月中旬的一个下午，Aaron 爵士和夫人 Liebe（Lady Klug）在 Brian 爵士等的陪同下在访问了中国科学院上海生物化学研究所后，真的专程前往漕河泾新兴技术开发

区，参观尚在草创阶段的上海基康生物技术有限公司。工作场所位于一处陈旧厂房的四楼，Aaron 爵士没有嫌弃粗糙的装修和简陋的设备，察看了那里所有的实验设施，还在交谈过程中反复询问国内当时能做什么研究，什么课题没法做。在他了解到我们正和美国两家高科技公司合作，引进高通量基因组测序方法后非常高兴："你是催化剂（You are the catalyst）。"这句评语随口而出，引得在场人员的一阵欢笑。他的到访引起了包括当地政府官员在内的业界人士之高度关注，增强了我的信心和公司声誉，而"催化剂"这个称呼也成为我日后持续推进国际合作并时有斩获的巨大动力。一个看似不可能实现的许诺便如此照亮我的前程。

"我为你而来"

美国科学家 Roger D. Kornberg 教授因揭示真核细胞转录的分子机制（Studies of the molecular basis of eukaryotic transcription）被授予 2006 年诺贝尔化学奖，与其父亲 Arthur Kornberg 教授（1918—2007）获得 1959 年诺贝尔生理学或医学奖相距 47 年，是该奖 100 多年历史上仅有的六对"父子兵"之一。2016 年由我主要筹办的皇后镇分子生物学（上海）会议进入了第四个年头，也是把会址从张江博雅酒店迁往陆家嘴中国金融信息中心后的首次会议。在我给 Roger 发出邀请信后不久便得到了他欣然接受的回复。我们很快就对报告题目、讲者简历和国际旅行等会务工作进行了缜密的安排。不料在会议召开前不到 2 个月，我们收到他的电子邮件告知因"家庭原因"无法如期来沪。我们通报及时，而后幸好又邀请到 2004 年诺贝尔化学奖得主 Aaron Ciechanover 教授来沪演讲，未给参会人员造成缺憾。去年因为上海市推行引进顶级创新人才计划，我与 Roger 有了较多的联系，同时也希望他在 2018 年皇后镇分子生物学（上海）会议上发表主旨演讲。为此，他很早就把 3 月 22 日这天"腾空"以便成行。使我始料未及的是，他居然为了这个承诺从以色列特拉维夫搭乘"红眼"航班途经维也纳于当日早晨兼程抵沪，赶到会场后未及休息便开始了

50分钟精彩纷呈的学术报告，与会听众反响热烈。当晚，他重返浦东国际机场又一次搭乘"红眼"航班前往美国旧金山。特别令我感动的是，他在会议报到处见到我时的第一句话就是："我为你而来（I come just for you）。"那天，我们聊的话题很多，从在英国剑桥学习的共同经历到上海建设具有全球影响力科创中心，从我30年前作为首个中国大陆学人在以色列魏茨曼科学研究所接受训练到以国际视野培养领军技术人才，侃侃而谈，受益匪浅。

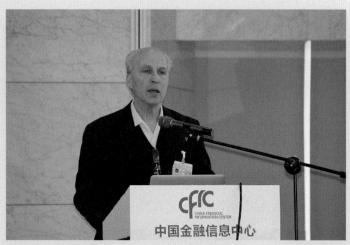

图2-64　美国科学家Roger D. Kornberg教授在2018年皇后镇分子生物学（上海）会议上发表主旨演讲

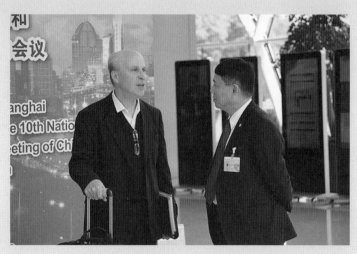

图2-65　王明伟博士与Roger D. Kornberg教授在会场外交流切磋

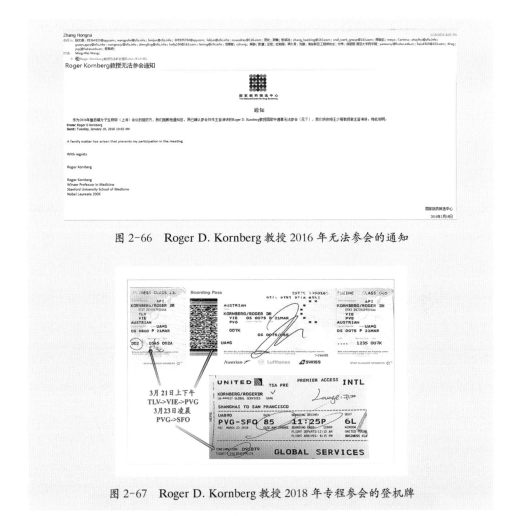

图 2-66　Roger D. Kornberg 教授 2016 年无法参会的通知

图 2-67　Roger D. Kornberg 教授 2018 年专程参会的登机牌

"我应该弥补"

瑞士科学家 Kurt Wüthrich 教授因应用核磁共振技术解析溶液中生物大分子的三维结构（Development of nuclear magnetic resonance spectroscopy for determining the three-dimensional structure of biological macromolecules in solution）而获得 2002 年诺贝尔化学奖。上海科技大学创建后，作为特聘教授，我们时有交往。由于他与复旦大学原校长谢希德教授（1921—2000）和丈夫、中国科学院上海生物化学和细胞生物学研究所曹天钦研究员（1920—1995）交谊颇深，我前年特别邀请他方便时访问同在张江高科技园区的复旦大学药学院。经过几次协调，我们原定在去年 4 月 20 日为他安排一天的交流活动，包括圆桌会议、学术报告和与学生共进午餐。然而，就在 Kurt 预期而来的前一天，我突然接到他助手的电话，告知 Kurt 因故无法如期到访。她说 Kurt 深感歉意，表示要"日后弥补（I should make it up）"。时隔不久，我便收到 Kurt 的信函，希望在去年 11 月择时完成访问。由于学院在他有空的时间段里已有其他事先安排的活动，我专程前往他在上海科技大学的办公室进行协调，最后决定把相关的活动改为半天，安排在今年的 3 月 30 日。那天，Kurt 提前将近一刻钟来到会议室，连接电脑，调试放映，精心准备。他的报告深入浅出，不仅讲科学、论技术，而且谈生涯、话未来，给在座的本科生、研究生和青年教师代表留下了深刻的印象。那天我负责接送，Kurt 的兴致极高，喜悦之情溢于言表，这不只是由于他那时刚获得上海市国际科学技术合作奖，更是因为了却了一个牵挂将近整年的心愿，即履行先前承诺，不让学子失望。当我们不久前谈论到这段经历时，他并不觉得有什么特别，"我只是在那种情形下做了一件正确的事（I just consider this to be the right thing to do in the given situation）"，其认真态度可窥一斑。

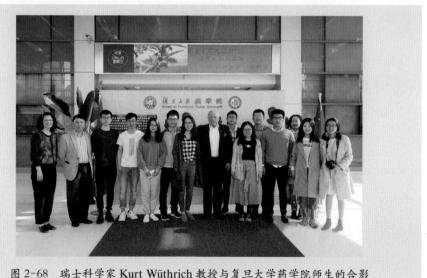

图 2-68　瑞士科学家 Kurt Wüthrich 教授与复旦大学药学院师生的合影

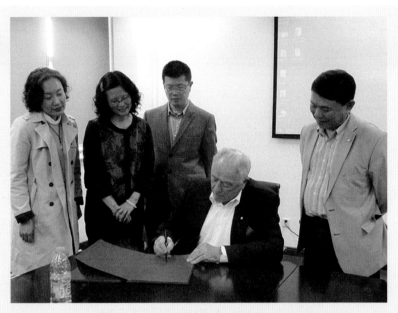

图 2-69　Kurt Wüthrich 教授为复旦大学药学院贵宾册题词

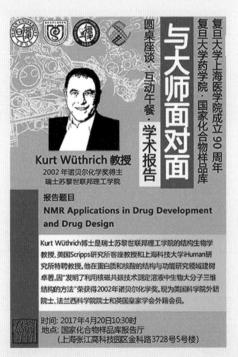

图 2-70　2017 年 Kurt Wüthrich 教授学术报告海报

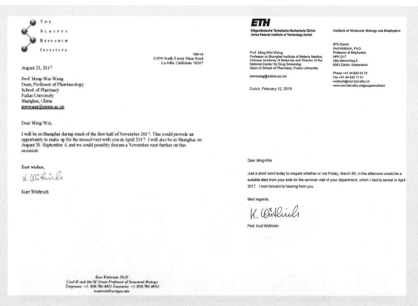

图 2-71　与 Kurt Wüthrich 教授的正式联系函

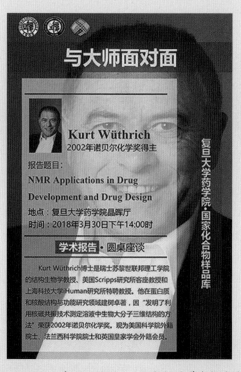

图 2-72　2018 年 Kurt Wüthrich 教授的学术报告海报

以上三位科学巨擘恪守承诺的高尚风范和坚定行为想必对大家有所触动。Aaron 爵士当年以 71 岁高龄（出生于 1926 年 8 月 11 日），在他极其繁忙的公务行程中拨冗到访我创办的上海基康生物技术有限公司，上楼下楼搭乘老旧货梯，用行动实现先前诺言，旨在鼓励剑桥校友于血地大展宏图。无独有偶，Roger 今春一天之内飞越欧亚大陆后又转赴北美，专程来沪演讲时离他 71 岁生日仅差月余（出生于 1947 年 4 月 24 日）。他在这个年纪依然不顾舟车劳顿，一路奔波，现身履约，为的是支持我们年年在规定时间和规定地点召开国际会议、传播科学知识和促进学术交流之壮举。Kurt 的情形则略有不同，当他言而有信完成新时期的复旦之行时已经年届八旬（1938 年 10 月 4 日出生）。为了这次临时改期后的到访，他先后两次（去年 8 月 21 日和今年 2 月 12 日）致函、一次面议（去年 8 月 31 日），其重视程度无与伦比，令人感慨。

其实，改变行程、取消演讲和缺席约会在我们的工作生活中司空见惯，时有发生：有些人习以为常，更多人不以为然。这三位学界大咖以他们崇高的身份和显赫之地位对上述三种情况完全可以随性处置，不必如此执着。然而，他们的所作所为却不约而同地展现了"言必行、行必果"的担当精神，因为守信便是这些时代牛人的内在品质和人格魅力。的确，世间原本认为无所谓的事，一旦较真就变得有所谓了，其意义则更大更见著。

作为晚辈，我从这三段独特经历中所获得的感悟远多于对守信的理喻：大师们在践行承诺的同时也在向后生传递诚信之精神——教育的含义与真谛尽显无余。身教重于言教，这便是在今天演讲的主题以外，我试图带给各位的启发。

谢谢大家。

授　业

——在复旦大学药学院 2018 级开学典礼上的致辞

各位同学、各位老师：

大家下午好！

首先热烈欢迎各位新生的到来，你们使我们这所具有优秀传统的名校名院血脉相承，年轮生辉，弦歌不辍，青春续篇。前些日子我注意到今年复旦大学上海医学院在具有高考招生计划的 31 个省、自治区、直辖市里的录取分数线均处于高位，其中 14 个省、自治区、直辖市位居医学相关院校第一，11 个省、自治区、直辖市名列第二。显然，在座的各位本科新生都是高考"状元"，孩提起跑，勤勉不惑，心中向往，如愿以偿，真是可喜可贺。

然而，入校后的新鲜感会很快消退，如何适应复旦大学的学业和生活便成为主题。除了学习方法与思维方式上的重大转变之外，与同学和室友的相处磨合切莫忽视。在高中阶段的凤毛麟角，如今不一定仍是百里挑一，要学会相互欣赏，谋求共同成长。一个人如同一个国家或一个民族，想要进步就要正视和接受别人的成功。你们目前不但有很多专业知识需要学习，更有不少处事能力有待培养，只有虚心好学才可以缩小差距，才能够超越他人。其实，你以为的可能只是你以为的，你想要的可能并不一定能够得到，你不要的可能也未必不是最后的结果。所以，关键在于什么才是你最关注、最珍惜和最宝贵的初心。不争一时之短长就是你最合适的同学之道。贫穷、富裕，抑或显赫，从来不导致伟大；责任、德行，还有业绩，才使人彪炳青史。

"上医之父"颜福庆先生（1882—1970）早年相继留学美国耶鲁大学和哈佛大学，深受扬基（Yankee）文化之影响。学成回国后他致力于医学教育，先后创办了湖南湘雅医学专门学校（中南大学湘雅医学院前身）、国立第四中山大学医学院（复旦大学上海医学院前身）、中山医院（复旦大学附属中山医院前身）和澄衷肺病疗养院（上海肺科医院前身），并与中国红十字会合作接办其总医院（复旦大学附属华山医院前身）。在这些医学教育和医疗机构的发展过程中，扬基文化代表人物丹尼尔·吉尔曼（Daniel C. Gilman，1831—1908；约翰·霍普金斯大学创建人）的办学理念四处可见。上医始终坚持教育和培养学生终身学习的能力，激发他们从事独立而原创性的研究，并且通过他们的发现使世界受益。作为精英阶层的上医毕业生"只务公不开业"所体现的服务社会之精神也反映出哈佛大学前校长查尔斯·艾略特（Charles W. Eliot，1834—1926）的教育思想——"我们要培养实干家和能做出成就的人，他们成功的事业生涯可以大大增进公共福祉。我们不要培养世界的旁观者、生活的观众或对他人的劳动十分挑剔的批评家。"如同医学，药学的特定社会属性让这种服务公众的精神在复旦大学药学院82年的历史中传承发扬。

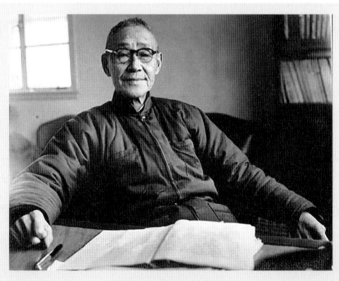

图 2-73　颜福庆教授

　　大学（University）的词根是 Universus，意指世界不同部分的相遇之处。所以，大学从一开始就包含了宇宙论的概念，是天下有志者相遇、讨论和产生知识的场所。一所大学的核心价值在于通过教育和研究改变人们的思维方式和社会的运行模式。教育和知识也是发现、创新和探究的前提。作为名校，复旦大学致力于使本科生教育达到乃至超越知识的边际。这就是你们今后 4 年的根本任务——学习。

　　我不指望你们在进入一个陌生的领域后，以最快的速度将前人耗费大量时间和心血积累的知识以最简单的打包方式加以吸收。学习的重点不仅在于掌握已有的知识，而且包括学术研究和创新发现。我们将培养你们形成批判性、逻辑性和刨根究底的思维方式——即所谓"思辨"能力。对研究生而言，树立寻找难题和解决难题的雄心尤为重要：你所在学科的前沿是什么？对你来说最难攻克的学术堡垒是什么？仅仅为既有的问题找到答案是不够的，更要紧的是学会如何提出新的问题。问题源于思考，不必立刻找到答案，因为敢于提出问题将启发回答者去思考，此乃师生之道。

　　我在大学期间的《生物化学》课程是由已故顾天爵先生（1923—2001）开讲的，记得他在讲解蛋白质三级结构时特别强调了分子构象（Comformation）的重要性。当时的专业英语课还没教这个单词，所以顾先生带着上海本地口音的发音令我印象深刻，以至于我们在 2013 年解析胰高血糖素受体立体结构后对某个局部细节百思不解时，利用小分子配体作为探针转而研究其构象变化却得到了意外的收获。上医的本科教育就是如此潜移默化地影响着学子几十年后攻坚克难的策略取向。

　　在课堂教学之外，复旦大学为大家提供了精彩纷呈的课余创新创业机会，这是应用所学、探索新知和积累经验的有效途径。当年我曾在江文德老师（1931—2011）带教下参加药理学兴趣小组活动，也在张其英老师指导下与同伴独立开展病理学研究课题，那时所汲取的科学素养和掌握的实验技能使得自己出国研修伊始便有了一个很好的开端。

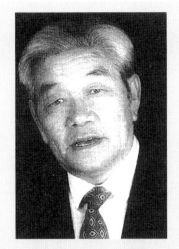

图 2-74　顾天爵教授

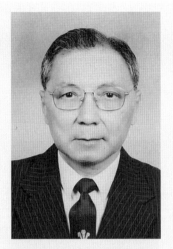

图 2-75　江文德教授

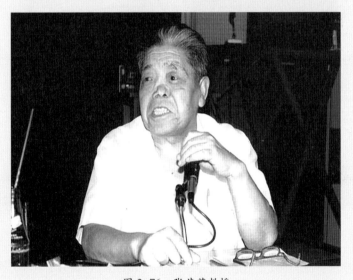

图 2-76　张其英教授

　　我的微生物学和免疫学专业知识是本科二年级时从闻玉梅等老师那里学得的。与闻老师几十年的师生情谊折射了上医人对母校矢志不渝的挚爱与深情。1990 年初夏，在我获得博士学位即将赴美工作的前夕，闻老师利用访问伦敦的间隙专门来到了剑桥：在长篙撑行的小船上，我们论古话今，共同畅想祖国的未来；在康河柔波的荡漾中，师生促膝谈心，一起愿景上医的明天。此后，每当遇到重大决定时，闻老师总是事先知晓；每当出现发展机遇时，闻老师势必念及晚辈。她像一盏明灯照亮了我的前程。然而，后继突破的可能性永远都只存在于自身。实现自我意识的觉醒，培养良好的求知习惯，坚定不移地为初心前行，做好自己，不必强求别人的理解和认同。心若不动，风又奈何；你若不伤，岁月无恙。

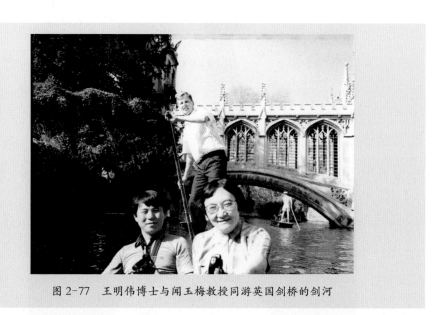

图 2-77　王明伟博士与闻玉梅教授同游英国剑桥的剑河

原创性研究的基石是拥有想象力。想象力是世间最为奇缺也是你们最应发展的能力。那些站在创新之巅的人最担心的无非就是自己突然没了想象力，他们所需要的是心无旁骛地想象未来、谋划未来和创造未来。总是想着未来的人才有未来。"人体解剖学"对医学生来说原本是一门赖于记忆、枯燥乏味而又无法逃避的课程。然而左焕琛老师却完全摆脱了死记硬背的教学框框，她激发想象力的授课方式引人入胜，即便今天我依然清晰记得她40年前对人体结构和生理功能相关性的精辟描述。这种润物无声式的教化深深影响着我在分子水平探索受体三维结构与其生物效应之间关系的科研思路。因此，复旦是培育想象力的殿堂，她总是产生新思想、新技术和新成果，一代接着一代，跨越人生周期。我希望你们在校期间善于学习根植于想象力的创新思维，注重内在和未来，避免焦虑、浮躁、攀比和掩饰，直面各种困惑与问题，思考和寻找解决之策。

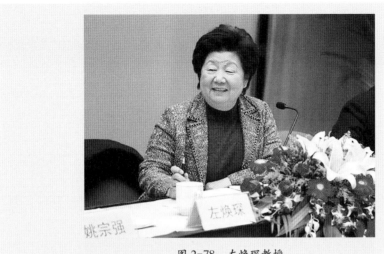

图 2-78　左焕琛教授

对于接受精英教育的你们来讲，将来走出校门服务社会的本钱在于你在复旦求学期间耳濡目染的创新能量和创业精神。而一个人的能量大小则取决于明确的目标和坚定的信念。运动员能在赛场上超常发挥是因为心中对金牌的渴望；诸葛亮"鞠躬尽瘁，死而后已"是由于他兴复汉室之梦想。目标和梦想会让你充满能量而不知疲倦。其实，若干年后当你回首自己的求学生涯时，让你牢记的恰恰是你日以继夜、不懈拼搏的时光流年，你会为此感动得泪流满面。所以，勤奋是一切事业的基础，是个人成功的要素，更是你日后在职场上百战百胜的利器。当优秀成为一种习惯，你的实力便崭露头角。实力没有一个简单的公式，它涉及学识、眼界、格局、技能和资源，甚至是一个人被他人信任或赞赏的程度。因此，但凡能被利益引诱而不是被理想驱动的人，终究难成大业，即便能成也很难赢得尊重。

"创新不是风口，不是新潮，不一定是当前最前卫、最先锋的技术；创新是要做自己和他人没有做过的事情，是带给这个世界、带给市场以新的产品、新的技术、新的商业模式、新的想法和新的服务，是实现差异化竞争。"经济学家许小年先生用"世俗化"的诠释道破了创新的真谛——不同凡响。每个人都希望用最少的资源获得对外界的最大影响力。然而你们所从事的行业不仅资源有限而且难以再生。因此，学医做药的还得循规蹈矩，严谨不苟，见微知著，孜孜不倦。王籍兰老师系我本科生时期业余法语班的"同窗"。1980年，我利用暑假起草了一篇肿瘤流行病学方面的文献综述请她指教，由于字迹潦草遭到严肃批评。王老师要求我用方格稿纸把上百页手稿重新誊写，然后她花了不少时间一字一句地认真修改，精确到标点符号。从那时起我学会了学术论文的撰写，自始至终咬文嚼字，从头到尾吹毛求疵，字体格式一样苛刻。上医言传身教的育人精髓是如此刻骨铭心地缔造了令世人景仰的一流学风，历久弥坚。

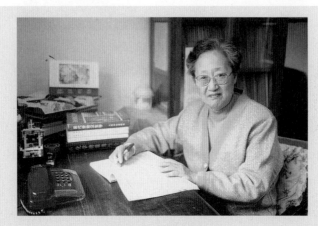

图 2-79 王籍兰教授

同学们，进入复旦使你距离"成为受过良好教育的人"之目标更为接近。正如美国著名社会心理学家亚伯拉罕·马斯洛（Abraham H. Maslow，1908—1970）所说："教育就是让一个人成为最好版本的自己。"受过良好教育的你必须认识自我并认清自己在这个世界上的位置——文化的与自然的——从而追求一种富有意义的人生，即将上天赋予的万能头脑用醒用活，用精用专，成为对文化知识既精且博的人。我希望你在复旦会有一种向上的欲望，与学习创新思维和感悟创业精神同步，在求知欲最为旺盛和心智最为开放的人生阶段远离急于求成的压力，在校园内自由地漫步，在寝室里深刻地思考，在网络上广泛地阅读，在社交圈尽情地交友吧。

谢谢各位。

解　　惑

——在复旦大学药学院 2019 届毕业典礼上的致辞

各位同学、各位家长、各位老师、各位同道：

大家下午好！

首先，热烈祝贺在座的药学院 2019 届本科生和研究生经过数年的努力，实现梦想，顺利毕业。与你分享这份喜悦的还有那些被日本著名企业家稻盛和夫称之为成长道路上邂逅的"贵人"，即你的家人、亲戚、师长和朋友——正是他们无偿无私的帮助使你拥有今天的收获。2019 届的毕业生们，请你满怀感恩之情记住这些大雨中为你撑伞，风尘路帮你遮挡，黑暗里给你点灯，委屈时逗你开颜，失落夜陪你聊天，哀伤刻与你同哭，病床旁送你温暖，节假日专程看你，喜讯到与你分享，大小事以你为重的人。他们是你生命中永不消逝的光芒，使你远离阴霾，幸福快乐。

即将走出校门的你们将面对一个复杂和动荡的世界：没有一种发展模式是不变的，没有一种竞争优势是永恒的，也没有一种知识结构是长存的。我国 40 多年来所经历的人类历史上最为壮观的经济建设和社会变革，为过去几代人、也将为未来几代人提供一个前所未有的广阔舞台。这个沧海横流的年代充满着野心、欲望和迷惘，但也激发起最澎湃的志向、最天才的创造和改造世界的强烈渴望。而所有身临其境并为之拼搏的人在改变自身和家族命运的同时，也改变着国家前途与人类未来。在这个伟大的时代，很多人以为自己是风起云涌的主角，但实际只是风流云散的过客。如能控制贪婪和浮躁，把野心变成雄心，看清事物的本质；把侥幸变成胆魄，克服人性的弱点，把虚荣变成名节，成功将随你而行。

毕业是憧憬未来，志存高远，精进有为

成功不是急功近利的模仿，梦想更不是人云亦云的跟随。真正成就有为的人都能清晰认知自我和独立选择目标，他们相信滴水穿石、久久为功，在踏踏实实的坚持中摆脱了平庸，塑造了一个又一个的非凡。别担心现实远离梦想，别计较收成不如付出。你对待当下的态度，会决定你未来的高度。相反，如果在最该努力的年纪选择了庸碌无为，却借口平凡可贵，我敢保证，将来你会非常后悔，却无法言语。其实，每一个满足享受的当下，都有一个奋力拼搏的过去；每一个厌倦逃避的现在，都有一个不够努力的曾经。最美好的生活方式，不是睡到自然醒，也不是随心所欲，而是和一群志同道合的人，一起奔跑在理想之途，回头是一路故事，低头有坚定脚步，抬头望前程似锦。

同学们，在大学时期的所读所学都在建构你们的知识体系。你们未必知道所念的书能否对未来产生作用，但大学教育通常潜移默化地影响着你们的一生。不要追求及时即用，而要期待由此及彼。名校的毕业生要有这样的一种自信。当一个人自信时，他是处在自由的状态。一方面，他可以随心选择自己喜欢的事，另一方面，他又愿意承担因自己选择所带来的后果。专注能产生长期价值的事，保持好奇心，开放思维，勇于探索和担当责任不仅是前进的动力，使你保持优秀，也是不断获得成就感的源泉。

毕业是信念重塑，坚定目标，持之以恒

我希望各位选择走学术道路的毕业生，多多思考读研深造的本质是什么，你的理论基础、学习方法、工作态度、时间分配、社交环境和生活理念是什么，与顶尖人才相比你的优势在哪里，如何创造性地借鉴别人的经验，走出一条具有自己特色的成功之路。同时，你要意识到学术研究会带来的早期清贫，

就像选择从商必须甘心承受知识水平难以提升的局限那样。

对那些即将进入职场开始在社会上游弋的同学，名校的熏陶也许能使你先赢在能力和能量上。然后，缺乏目标、行动和定力则会让你落伍。没有愿景支撑的行动都是机会主义，能否朝着一个方向持续走下去则取决于你的目标。在做任何决策时都要知道，变更方向是有成本的。所以，判断一个人，除了显性的能力和能量，还应该关注他的愿景。愿景指引决策方向，开拓未来道路。

毕业是奋斗续篇，善学善思，践行初心

人的成长过程是一个逐渐发现自身缺点、逐渐学会接受现实和试图改变环境的过程。不完美并不可怕，可怕的是面对它时那种躲避和懦弱的态度。生活不可能像你想象的那么好，但也不会像你想象的那么糟。人的脆弱和坚强都超乎自己的想象。有时，你可能脆弱得一句话就会泪流满面；有时，你也会发现自己咬着牙已经走得很远。因此，不要允许任何境遇动摇你的信念，去做一些有悖初心之事。要知道，热爱和专注比任何奖励更能点燃成功的火种。如果你还没有发现自己的兴趣所在，不要着急，保持开放的心态去留意身边每一处微小的命运线索，快乐便唾手可得。简单、正直、没有私心与坚韧不拔是快乐与成功的内核。

当你什么都没看到时，甭说别人不能干；当你什么均未尝试时，别说这事不可能。你觉得不可能的事情，别人也许能做到。对不愿接受挑战的人，一切都是不可能。行动强于空想，完成胜过完美。一个人成长的最大障碍不是外部环境，而是头脑里设定的各种限制。告别你的顽念，告别你的狭隘，告别你的不甘和困扰。前进道路上的林林总总对你至关重要的也不过寥寥几许，学会在遗憾和失落后释怀自我。

毕业是梦想展翅，顽强拼搏，扬帆远航

世上没有白费的努力，也没有碰巧的成功，一切无心插柳，其实都是水到

渠成。人生没有白走的路，也没有白吃的苦，跨出去的每一步，都是未来的基石与铺垫，都算数。做到与众不同并不困难，难的是比别人做得更好：不一样的好才是真好。与众不同不是目标，只是手段；和别人不一样不是竞争力，比他人做得更好才能引领。所以，从优秀到卓越，从不错到尊崇，这一步是许多人无法跨越的。即便如此，也不可不去尝试。想做、可做、能做，这中间的交集就是你应该做的，做成的汇集使你走向卓越。

你们面前有两条路：一条需要用心走，叫做梦想；一条需要用脚走，叫做现实。心走得太快，会迷路；脚走得太急，会摔倒；心走得太缓，现实会苍白；脚走得太慢，梦不会高飞。人生的精彩，是心走得好，脚步正好跟上。掌控好你的心，让它走正走好；加快你的步伐，让所有梦想展翅飞翔。

同学们，热情和信念是成功和创造的必要条件。对未来真正的慷慨，就是把一切奉献给当下。你现在所有的付出，都将是一种沉淀，它们会默默铺路，让你更加优秀。会有这样的一天，你的内心益发坚定，毫无恐惧，开始欣赏自己，无意中恍然大悟：原来所有的美好终会如期而至。人生就是一场抵达，总有惊艳让你驻足，总有远方给你希望，总有未来使你期待，愿你走得不急不缓，从容出彩。

最后希望各位同学今后无论你在何方，都要铭记复旦的培育，感念上医的恩泽，顺利时报个平安，受挫时不忘求助，路过时回来看看，母校永远是你的精神家园。

谢谢。

2019 年 6 月 6 日初稿成于美国加州圣迭戈市

传　道

——在复旦大学药学院 2019 级开学典礼上的致辞

各位同学、各位老师：

大家下午好！

又是一个充满活力的开学季。在座的各位新生怀揣着各自的梦想、理想和憧憬来到复旦大学这所世界名校，跨入上海医学院这所学术殿堂，即将在拥有 83 年历史底蕴的药学院开始你人生道路新的征程。

作为老师，在分享这份喜悦的同时，也在思忖对你们所担负的责任。唐朝韩愈（768—824）在《师说》里开宗明义地指出："古之学者必有师。师者，所以传道授业解惑也。"他将传道、授业和解惑列为三个并列的教育过程，这里所说的"传道"系指传儒家之道。从现代视角来看，传道就是要求老师言传身教：在传授知识的同时，从情感、态度和价值观上激励和鼓舞学生，用自身的良好品质与精神气质去感化学生，培养他们的独立人格，从而形成正确的人生观、价值观和世界观。

去年的开学典礼和今年的毕业典礼，我分别以"授业"和"解惑"为题发表了致辞。今天，我想尝试用亲身经历来谈一谈自己对"传道"之感悟，配上微信传播的励志佳句，与大家交流共勉。

循循善诱

王蕙心今年从上海科技大学毕业了。出身书香门第的她本科求学选择刚建立不久的学校足见其家人的开明。我作为导师组成员，自 2015 年入学之日便担负起关心和辅导 6 名学生的职责。不仅遇事有求必应、连续两年入驻本科生宿舍各一周，而且开放实验室供他们课余见习，团建活动也可自愿参加。两年级时，王蕙心对自己所学的生命科学与技术专业产生动摇，提出利用暑假参加科研活动，我欣然安排。而后，她又获得在知名风险投资机构实习的机会，感受别种文化环境。最终，她选择弃研学商，出国留学。其实，我对她毕业后谋职方向的思辨一直保持支持态度，也向她讲述自己弃医从研→弃研从商→弃商从研→研教并举的心路历程，鼓励她独立思考，勇敢决策。在她申请深造学校时，我为她分析欧美国家之短长，并为她写了多封推荐信。当她决定前往位于美国圣路易斯市的华盛顿大学攻读金融学硕士学位的那一刻即和我分享了这份喜悦。上科大举行毕业典礼时，她已经远渡重洋。行前特地来向我道别，感恩 4 年的培养之情。出发前，她让母亲从老家台州寄来两篮仙居杨梅，这片谢师之心不日便与上科大和复旦大学的多位老师分享了。

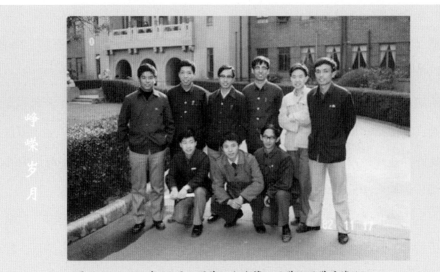

图 2-80　1982 年 12 月王明伟从上海第一医学院医学系毕业
前夕与同组男生合影留念

我以为，大学本科乃应聚焦通识和素质教育，而非传授深奥的专业知识。大学需要培养具有求真进取品格而非甘于平庸的人，追求真知而非任凭摆布的人，践行伦理而非恣意妄为的人，独立思考而非人云亦云的人，勇于担当而非推诿避责的人。

因材施教

Rajesh Basnet 是来自尼泊尔的"一带一路"专项留学生，在报考中国科学院大学时并没有与我联系，我也未参加他在喜马拉雅山南麓海拔 6000 多米高坡接受的网络面试。2017 年年初，他结束在北京的集训后被分配到我的实验室学习。由于中尼两国大学教育水准的差异，他的学术基础相对薄弱，需要强化补习。于是，我一边安排资深技术员教会他分子和细胞生物学的基本实验技能，一边邀请当时在国家化合物样品库从事博士后研究的 Grace Qun Gong 博士（新西兰籍）以撰写综述为抓手辅导他学习专业理论知识。杨德华研究员和先期毕业的雷赛飞博士为他的学位论文倾注了不少心血。当了解到他学成回国后无法从事科研工作，而要回到偏远的基层卫生管理署继续为吏时，我特意调整了他的培训内容，不再专司特定项目，而是参与或观察其他研究生的课题，

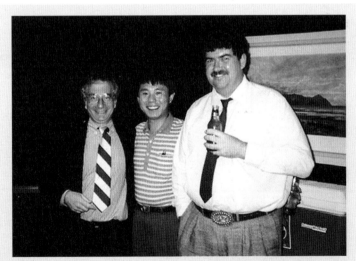

图 2-81　1992 年 7 月王明伟博士在美国 Amylin 医药公司与 Tim Rink 博士（左，Aurora Biosciences 公司创办人）和 Andrew A. Young（右，艾塞那肽发明人）在一起

让他更多地纵览宏观而非拘泥细节，着重培养科学的思维能力。两年多的努力和适应，加上实验室众人的热情帮助，给他带来了值得欣慰的结果：以一篇第一作者文献综述（*Acta Pharmaceutica Sinica B*，**8**，767-771，2018）和一篇共同作者研究论文（*Acta Pharmacologica Sinica*，**39**，1902—1912，2019）圆满通过上海药物所学位论文答辩。此刻，他正用在中国学到的知识和积累的经验服务着自己的祖国。

诚然，一个人起点低并不可怕，怕的是境界低。越是患得患失，越无发展前景；相反，越是主动付出，越会快速成长。

润物无声

高峰时期，我安排了 6 名研究生在药物所开展科研，其中 5 人客居徐华强研究员课题组，使得空间颇为局促的实验室更加拥挤。去年 11 月，李陈瑶在使用一台进口摇床时由于锥形细胞培养瓶固定失稳，机器转动后发生移位，撞裂了钢化玻璃门。事故发生后，她第一时间联系了代理商，答复是必须更换整个门件，价格接近人民币两万元。由于出现裂纹的玻璃门尚能使用，经相关管

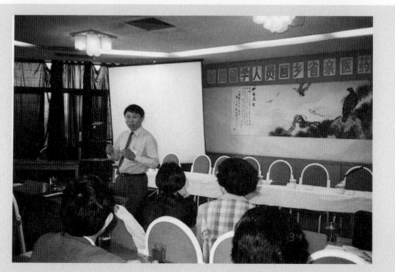

图 2-82　1994 年 5 月王明伟博士在上海参加出国留学人员回乡省亲交流活动

理人员默许，她用粘贴透明塑料薄膜的方式将裂缝固定，防止玻璃进一步损坏。估计是怕我知道后遭批评，她没有主动报告这个事故。然而，受损摇床虽然一直都在使用，主方实验室的学生对此时有微词，7 个月后徐华强研究员直接向我反映。我当日即前往实地查看损坏情况，果断安排置换原装进口门件，并多次以口头和文字形式向有关师生致歉。对于李陈瑶，我只是通过微信询问了事故原委，没有任何责怪，从未当面谈论。当她知晓我们决定耗资换新的消息后十分感动，专门发来短信致谢。这件事的圆满解决使得两个课题组的关系更为融洽，对双方师生都是一次责任担当的教育，不仅让李陈瑶卸下了精神包袱，而且是毕业季她所能得到的最好礼物。

靠谱，是一种闭环思维，也是一种能力。所谓闭环，指的是一件事有了开头，就必须有个结尾。自己靠谱，才会有更多靠谱的人和你交往。一个靠谱的人，会给别人留余地，他们不占小便宜，不贪婪，懂得让利。一个靠谱的人，会为别人着想，他们不自我不自私，懂得推己及人。一个靠谱的人，会尊重他人，他们不强势不霸道，心胸宽广。

直面挑战

2016 年，为了建设复旦大学药学院在结构生物学上的创新能力，我一方面安排个别在读研究生（如 2017 级硕士毕业生姜姗姗）前往上科大参加胰高血糖素样肽－1 受体晶体结构解析的合作攻关项目（*Nature*，**546**，312－315，2017），另一方面吸纳少量三年制博士研究生与药物所开展联合培养。常汝略和张琳晴被安排到我的课题组，从事她们做梦也未曾想到的 G 蛋白偶联受体结构与功能之研究工作。张琳晴来后不久便请求调往朱棣青年研究员课题组，在那里没干多时又选择退学。这在当时对缺少相关理论知识和专业技能的常汝略而言，她所承受的巨大压力难以想象。但她没有放弃，在吴蓓丽研究员、Patrick Sexton 教授、Denise Wootten 教授和我的鞭策下，以其关联不大的教育背景（山东中医药大学本科和复旦大学放射医学研究所硕士），从头开始，顽强拼搏，克服包括英语口语和书写在内的多种困难，用不到两年的时间与国内外合作伙伴一起成功解析了人源胰高血糖素样肽-1 受体与 Gs 蛋白及肽类双激动剂和三激动剂 2 个复合物的高分辨率冷冻电镜结构，所获成就令人赞叹。如今在常汝略身上已经无法察觉早先的腼腆、拘谨与焦虑，取而代之的是颇具感染力的自信、沉稳和执着。

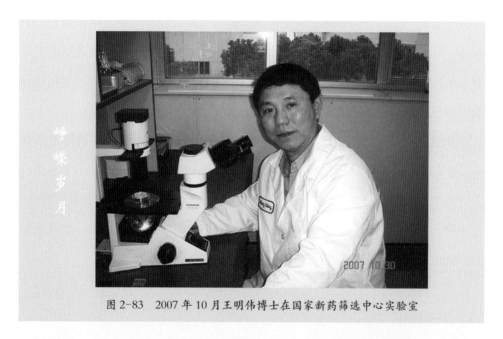

图 2-83　2007 年 10 月王明伟博士在国家新药筛选中心实验室

显然，每个人的成长都需要时间沉淀。很多人不愿意付出，因为觉得在短时间内看不到回报。其实，每一次成长都可能在未来的某个节点让你成为耀眼夺目的自己。命运从不会辜负每一个用力奔跑的人，所有的光芒，最终都会被见到。

永不言败

次年，赵丽华副研究员申报复旦大学—上海药物所融合创新基金，邀请我作为复旦的合作方，共同投身解析 1 型甲状旁腺激素受体复合物三维结构的攻坚战。对于这个举世公认的科学难题，先前有位研究生已经涉足良久而无果，赵博士可谓是"临危受命"。不出所料，在项目启动后的半年时间里进展缓慢，同时又面临国外实验室的竞争压力，她一度倍感忧虑。对此，我和徐华强研究员及时因势利导，指出不战自败或且战且败绝非选项，唯有血战到底。我严厉的口吻使她潸然泪下，准备接受虽败犹荣之结局。随后，我在人力、物力和财力上给予她前所未有的支持，加上浙江大学张岩研究员的参与，赵博士带领我的专硕研究生李陈瑶大显身手，数月后便以 3.0 埃的分辨率登上 B 类 G 蛋白偶联受体复合物冷冻电镜结构确定之巅。在她作为第一作者的论文修稿期间，我与杂志编辑和审稿人多轮协调，并组织精兵强将及时补充实验数据，使之于今年 4 月 12 日作为长文顺利发表（*Science*，**364**，148-153，2019），引起海内外同行的高度好评。在为之举行的新闻发布会上，赵博士从容出彩，与记者谈到上述经历时感慨万千，毫不回避曾经的迷惘。毕竟在成功面前，过往的艰辛已经微不足道了。

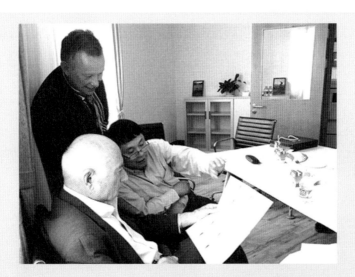

图 2-84　2012 年 9 月王明伟博士在国家化合物样品库与丹麦诺和诺德公司 Jesper Lau 博士（利拉鲁肽发明人）和美国 Scripps 研究所 Peter K. Vogt 教授交谈

因此，真正的强者不是没有眼泪，而是含着眼泪依然在奔跑。是啊，人的一生应该疯狂一次，无论是为一个人，一段情，一程旅途，或一个梦想。

触类旁通

周富来在苏州大学本科学习阶段曾在药物所徐华强研究员的实验室实习，2014 年考研时原本想去那里，但因名额限制转到了我的课题组，此后耗费将近 4 年潜心探索化学基因组学之真谛，整天和啤酒酵母菌打交道，与其攻读结构生物学的志愿毫不相干。他的博士论文工作需要与加拿大、日本、美国和国内四家学术机构的多位知名科学家合作，这种特别的经历不仅使他开阔眼界，博览众长，而且培养了独立思考的能力。在取得足以撰写三篇研究论文（其中一篇已经发表：*Acta Pharmacologica Sinica*，**40**，1245‑1255，2019；封面论文）的实验数据之后，我让他回到徐华强课题组，利用毕业前的半年时间带领师妹、药学院 2018 级博士研究生丛朝彤参与解析另一个 B 类 G 蛋白偶联受体的冷冻电镜结构。也许是熟悉那个环境，抑或是方法得体，这个课题启动以来一路好运，在酷暑降临之前已经掌握了生长激素释放激素受体三维结构的初步信息。与此同时，刚刚毕业的周富来也决定留在药物所接受博士后训练，与徐华强研究员合作走上结构生物学研究的康庄大道，从而弥补既往未得入门之缺憾。然而，经历五年精心培育和实战考验的他今非昔比，虽然低调，但信心十足，活力四射，未来可期。

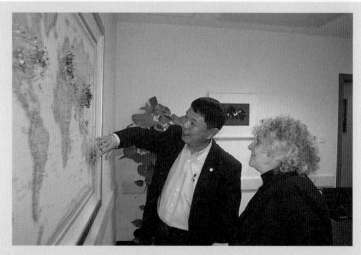

图 2-85　2017 年 3 月王明伟博士在国家化合物样品库接待 2009 年诺贝尔化学奖得主 Ada Yonath 教授的到访

的确，科学家大多是那些能够解决问题、天赋异禀和简单纯粹的人，鲜有弯弯绕绕、曲折离奇的传闻，很多人一辈子只干一件事，却突破了一个又一个难题。诚实、创新和韧性是其精神所在。

初心不变

刘青副研究员是在复旦大学药学院完成本科、硕士和博士学业的，2003 年入职国家新药筛选中心后一直在我身边工作。我们早年曾致力于研究治疗幽门螺杆菌感染新药，发现了一种具有全新抗菌机制的胍类化合物 NE‑2001（*Antimicrobial Agents and Chemotherapy*，**49**，3468‑3473，2005）。一次偶然的机会，韩国延世大学生物技术系权轱玎（Ho Jeong Kwon）教授检测到 NE‑2001 的衍生物能够抑制肿瘤组织的血管生成，我们于是建立了合作关系，由刘青负责化学结构的优化改造。然而没过多久，这个课题便遇到困难即无法找到产生药理作用的分子靶点。沮丧之余，权教授和我在 2006 年决定将其搁置并让刘青保存所有实验材料、样品和数据。此后，我们一直在关注药靶验证新技术，当噬菌体展示生物淘洗（Phage display biopanning method）及基于药物亲和反应的靶点稳定性检测（Drug Affinity Response Target Stability Assay）两种手段开始走俏后，我们很快重起炉灶，运用刘青制备的聚焦化合物库开展系统的化学生物学研究，最终确定酸性神经酰胺酶（Acid ceramidase，AC）为 NE‑2001 衍生物发挥肿瘤生长抑制效应的分子靶点（*ACS Chemical Biology*，**14**，11‑19，2019；封面论文），距离新化学实体的原创发现 18 年和中途停摆抗肿瘤药效研究 13 年。显然，对于科学发展方向和关键技术进步的准确把握催生了这项成果。

时光不语，在沉默中带走了许多人，也改变了很多事。人生道路上既有创造奇迹的巅峰，也有遭受挫折的低谷。因此，我们在坚守中务必保持与时俱进的心态，推陈出新，破茧成蝶，不断超越。

同学们，我们每个人的身上都有两个自己：一个正面，一个负面。你们必须不断尝试让积极打败消极，让真诚战胜虚伪，让宽容克服计较，让勤奋驱除懒惰，让坚强消灭脆弱，逐步成为最好的自己。

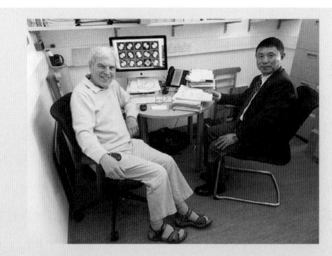

峥嵘岁月

图 2-86　2019 年 5 月王明伟博士在英国剑桥分子生物学实验室与 2017 年诺贝尔化学奖得主 Richard Henderson 教授切磋

传道的核心在于塑造高尚的人格。这不仅仅是品德，更是改变世界的责任心和使命感。相信大家今后几年将在"博学笃志、正谊明道"的校训精神熏陶下，坚定追求真理的信仰，丰富知识，培育智慧，增强服务社会和造福人类的能力，在实现自身价值的行进中一路高歌，一路飞扬。

谢谢各位。

2019 年 7 月 24 日至 27 日写于往返纽约途中

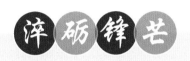

淬，淬火之谓，铸刀剑热处理工艺，将工件加热至通红，随即快速冷却（通常在水、油或空气中冷却）；砺，磨砺出锋是也。淬砺，引申为千锤百炼锻造品质。唐刘禹锡诗云，千淘万漉虽辛苦，吹尽狂沙始到金。在人类生生不息的接力长河中慎终追远，我们终将认同，科学和艺术都是缪斯神的孩子，是一枚硬币的正反面——从某种意义上说，所有的科学论文和所有的文学诗篇，都能像河流交汇一处，共名"求真"或"思无邪"。作者出身名门，学贯文理中西，在本辑中，他再度援引友人和自己的诗作，向祖母、父亲以及他热爱并为之奋斗过的科研和管理岗位致敬。也许，读者能从这些经历过岁月沉淀的诗语中获得开拓视野、昂扬向上的启悟。

东 瀛 旧 事

——给日本友人的一封回信

高井洁司先生:

你好!很高兴收到你热情洋溢的来信,在此谨表示我衷心的谢意。因忙于学业,故复信时间拖延了几天,希谅。

两周前,两名中国记者曾专程走访了我,向我采访了有关新闻。自然,他们对我家过去发生的这一重要事件怀有浓厚的兴趣,并准备在近期向中国读者报道。

对于你向我提出的七个问题,我思考了一下,认为还是不以答问的形式答复你,似乎随性一点为好:即按我自己的思路向你作一番介绍,相信这样可以使你有机会更好地了解我的想法。

我祖母刘美锡女士,1896 年 1 月 15 日生,浙江杭州市人。1973 年 3 月 25 日因患脑溢血在上海逝世。1923 年 9 月 1 日日本关东大地震后,随牛惠森医师等 26 人赴日救灾,于 9 月 14 日抵达东京都,为当时中国红十字会救护队 6 名医生之一,约 40 日后返国。因她是产科医生,故当时在日本主要是抢救产妇和接生婴儿,而那时出生的这些婴儿现在已年近花甲了。在日期间曾受到日本皇室要员接见。中国救护队的 6 名医生当时也应邀加入了日本赤字社,并颁发了会员徽章。我所知道的有关该救护队在日工作事迹已详细向前来采访的两名中国记者做了介绍,如你感兴趣可直接与他们联系。

我本人 1956 年 12 月 21 日在上海出生,从小与祖母生活在一起,有关中国

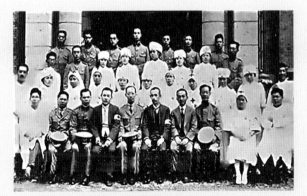

图 3-1　中国红十字会救护队在日本东京的合影
（前排右二是刘美锡医师）

红十字会救护队赴日救灾一事在幼时就有所闻，并看到过祖母所保存的一些纪念资料：一张与闲宫院亲王的合影，一张与日本赤字社同仁的合影，一枚日本赤字社会员徽章，一份闲宫院亲王亲笔署名的宴会请折，另有一本影集记录了中国红十字会救护队当时在日工作的情况。其他尚有一些当时日本报界对他们活动的报道。记得有一份报纸称我祖母是"中国第一位赴日女医生"，但我无法确认，如有可能请你设法查证。因为曾到过日本，我祖母"文革"中曾蒙受了没完没了的批斗与侮辱，使她的晚年生活蒙上了阴影。需要说明的是，我祖母的六个子女很早即住校读书或离家谋生，很少与她生活在一起，因而对这段历史知之不多。

　　值得自豪的是，尽管在当时恶劣的环境下，我祖母从未因此而感到后悔。她多次对我说："作为一名医生，救护别人是应该的。到日本去救灾是受中国红十字会的派遣，事后我与日本方面没有任何来往。和其他 5 名医生一样，我们从来没有想到过要别人的好处。我当时其实可以推却不去的，但我不能这么做，何况我那时年纪尚轻还未结婚。我所救的全是日本平民——妇女和婴儿。在人家遭难之时，应该伸出援手，无论谁都应该这样做……"当然，我祖母也万万没有想到她本人会因此而遭不幸。帮助了别人而自身蒙冤，这在那个岁月里可谓是屡见不鲜的。

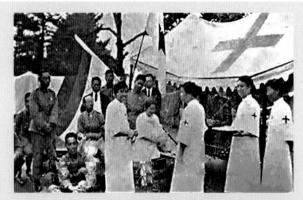

图 3-2　中国红十字会救护队在东京治疗伤病员
（图中白衣施治者为刘美锡医师）

　　我祖母出身清贫，少年时靠着绣花的积攒得以上学念书。早年在慈溪保黎医院师从吴莲艇医生，后来又来到上海，在牛惠霖医师主办的红十字会医院实习（即现在我求学的上海第一医学院附属华山医院），她就是在此期间参加赴日救灾工作的。而后祖母先后在上海、杭州和宁波镇海等地执医。1934年我祖父因肝硬化去世后，她提携六个子女颠沛流离，生活一直不安定。1949年后，她来上海工作，人民政府给了她优厚的待遇，使她及我们一家能够过上幸福的生活。虽然她是一名虔诚的基督教徒，但她对中国共产党领导下的新中国怀有深厚的感情。60岁以后，她仍参加工作并坚持上夜校进修业务。我现在仍保存着她当年参加思想教育运动的心得笔记和她的专业学习笔录。你作为外国人可能对此不能理解，就连我们这些在新中国长大的青年人也常常不以为然。而我祖母她们这一辈人经历了旧中国的苦难岁月，因而是十分珍惜和平稳定的新社会的——虽然人们并不富裕，但人人都可以吃上饭，而且有一个安定的生活环境，这难道不足以使她这个一生奉行人道主义精神的医生和基督教徒感到快慰吗？对此，我是有着极为深刻印象的。而且，任何有良心的中国国民和真正了解新中国的外国友人对此也是抱有同感的。

　　有一点必须指出，在那个使中日两国人民都蒙受巨大不幸的战争年代里，我祖母及其家属也一样饱尝了艰辛和屈辱，祖父去世后，她带领全家从上海回到杭州娘家，靠着行医的收入得以维持家境。抗战爆发后，她不得不带着幼子到镇海农村行医避难，其余几个子女则由舅父带往浙江临安山区避难，后来才在镇海团聚。一个妇女在日本军国主义占领下的镇海行医自然十分艰难，她曾多次遭人敲诈，居住地也几次受到日本军人的搜查，而我父亲则险些被流弹击中……每当她向我回忆起这段身世时总是表现出极大的愤慨。祖母虽然厌恶战争，并且饱尝了战争之苦，但她始终未忘记做人的良心和作为医生所应具有的人道主义精神。

晚年，祖母曾多次给我讲起她当年在日本的所见所闻。她告诉我，日本人民勤劳智慧肯吃苦，日本妇女贤淑尔雅以及当地的一些风俗习惯。1972 年 9 月底，也就是祖母逝世前 5 个月，日本前首相田中角荣先生及前外相大平正芳先生访华，中日复交。消息传来，祖母很高兴。她仔细阅读报章上的有关报道并且反复唠叨："这下好了，中日两国本来就应该友好……"后来，我买了一本日文版的《人民中国》杂志，上有许多这方面的新闻，祖母更是爱不释手。此后，祖母又一次和我谈起她早年赴日救灾的经历，表示如有精力，一定会写些回忆材料，可惜她收藏了 40 多年的珍贵历史资料在当时已经化为乌有。也遗憾的是，她终究没能实现这个愿望而离开了人间。

祖母生前告诉我，除了她以外，当时赴日的六名医生中还有一位名叫陆锦文的医生尚在世。而陆医生在 20 世纪 60 年代曾为撰写中国红十字会会史，需要提及派遣医疗队赴日救灾一事来找过祖母，因为他所保存的历史资料在战乱年代里全丢失了。后来由于"文革"开始，此事也就作罢。陆医师本人在1975 年去世，后几年我才获悉这一消息。

我爱祖母，因而祖母生前的心愿都成了我的心愿。除了每年到杭州祖母墓地去扫墓外，我还时常在想我能为她做些什么。1977 年高考时，我决定学医，继承祖母的遗业（事实上我祖母的六个子女中有三个是医务工作者，还有两个儿媳妇也是从事医务工作的，包括我的母亲。如今在第三代中，我和我两个胞弟也踏入了医学的门槛）。

　　我早就打算写一点有关这段历史的文字。一次整理祖母遗物时，偶然发现她写的一些材料复本，使我在迷茫中看到了希望。但我对日本关东大地震的情况一无所知，于是就求助香港的一位朋友谢露山先生，他建议我与日本国驻广州总领事馆联系。今年 7 月，该馆寄给我有关的四份相关资料，对我很有帮助。

　　我寻找这些资料纯属私人性质，纯粹是为了实现我祖母的遗愿。其实，无论是中国人还是日本人，通过对这段被人们遗忘历史的了解，应该可以体会到中日友谊的深厚基础。

　　现在，我来回答你所提"你现在对日中两国的友好怎样想?"这一问题。我认为，无数历史和现实事例都说明，中日两国人民的友谊是有着悠久的历史渊源的。从某种意义上来说，中日两国人民也许还有血缘上的联系。在漫长的历史岁月中，有着许许多多美妙动人的故事，我上面所提到的史实只不过是其中的一段插曲。诚然，历史上也有过一些令人痛心的经历，不仅中国人民深受其难，日本人民也同样深受其害。对于历史的回顾，是为了更好地去开拓光明灿烂的未来。作为中国青年，也就要像我们祖先一样，尽自己的所能来发展和维护这种珍贵的友谊。我们这一代人不仅要发扬光大中日友谊历史光辉的一面，同样也要从历史阴暗的一面中汲取教训，使历史的悲剧不在我们以及我们后代的身上重演。其次，友谊是相互的，如同贸易是互惠的一样。如认为一国对另一国有好处，而另一国只是受益者那实在是低劣之见。真正的友谊不存在施与受的问题。试想，20 世纪 20 年代，中国的西医尚属草创阶段，广大民众生活在水深火热之中，除了少数几个大城市外，举国根本没有几家像样的医院，而有造诣的医师更是寥寥无几。一般的中国平民在当时的历史条件下是不可能受到良好的医疗照顾的。就是在那种艰难困苦的条件下，中国人民为了帮助日本人民度过灾难，毅然决定由当时最优秀的医师之一牛惠森先生率领一支救护队赴日救灾。所有药品器材均由中国提供，而这些在当时又是从西方进口来的。救护队还带有男女护士、炊事员、公务员和翻译，自备粮食和生活必需品（还有中国各界捐助的救援物资），先于任何第三国及时赶到灾区，为的是在救助日本灾民同时又尽量减少受援国的负担。我想，除了出自人道主义精神以外，难道也不正是为了中日友好吗？对于这一点，日本的有关资料中是有明确记载的。全体队员在灾区日以继夜地工作，而商量好不给任何人留下私人地址，他们这种做了好事而不图报答的精神恰见之于我们民族的优良传统。现在中国人民正忙于建设自己的祖国，许多友好国家都提供援助，日本政府和日本经济界的许多朋友都为此作出了努力。对于这一点，我想每个中国人都会和我一样表示由衷的感谢，并且会把这些告诉给我们的子孙的。

上述看法是我个人的一点感想，感觉也是我的许多同时代的青年朋友的想法。毫无疑问，我们将担负起发展中日友谊的历史责任。令我高兴的是，当今中日两国的友谊比起当时、比起我祖母的晚年时已经有了很大的进步。我们回顾过去，着眼将来，而更重要的是从今天的每一桩事情做起，扎扎实实地为培育中日两国人民的友谊而工作。只有这样我们才能不负于前人，也不负于我们的后人，这就需要包括我们在内的几代人坚持不懈的努力。我们留给子孙的将是更多的友谊佳话。我相信，对此你也一定会有同感的。

顺祝健康！

王明伟

1980 年 10 月 27 日

【注】中国红十字会就 1923 年日本关东大地震组织救护队赴日开展援助，以及产科医生刘美锡女士在随队援助中的感人事迹，可参见《人民日报》1981 年 2 月 9 日第 7 版（电子版）的相关报道，题：《关东大地震中的中国救护队》。

江 河 常 流

Ralph Wieben

它从何而来——

这活动的大水?

起初也许是小溪?

或许是滴泉?

一场苍茫的大雨?

它湍流而去。

在它旅途的前前后后,

它触摸一切,

并被它滋润。

它用强悍而细腻的触摸,

温和地冲击。

时而迅速,时而缓慢,

它湍流而去。

倘若我们试图抓住河水,

捧在手上视为己有,

我们将拥有什么?

一捧水而已，别无它有。

然而河水不尽，

它湍流而去。

它现在何处——

这水的生命？

也许去了更宽的江河？

去了湖泊海洋？

也许它已蒸发，

但最终会回到人间——

像一片雪花，

再融入河流！

我们不会为河流而哭泣，

为它的流逝而叹息。

相反我们感到昂然，

甚至会有欢乐的泪——

去歌颂河流的一生！

它的一生无始无终，

却永远流畅！

让我们像赞美大河一样，

站在我们亲爱的朋友身边，

静静地思念和回忆。

记住他今天如江河一样，

在大自然的生命中永生。

【注】家父于 2000 年 4 月 8 日突然去世，我极度悲哀。在美的同事 Bill Lamph 博士以他十年前痛失慈母时的体会和此诗给予我许多安慰。作者 Ralph Wieben 先生乃 Bill 之好友，这首诗是在他父亲逝世时所作，后赠 Bill 以悼其母。胞弟明经和我将英语原诗译成中文，并在父亲遗体告别仪式上由明经朗诵。我曾和 Ralph 取得联系，征得他的同意予以发表。

青 春 反 刍

——选自《王明伟诗词选集》跋

　　很早就打算把自己在青年时代练习写作文的文稿整理成集，但难得清闲，一直拖延。只是在友人们的不断鼓励下，才下决心完成这个"任务"。这本集册所选收的140余首诗词大多是20世纪70年代中期至80年代初期的作品。出国后因勤于学业，忙于事业，除在英国剑桥学习生活时偶尔有兴吟诵几章，旅美时几乎再也没有那份闲心了。

　　从事古体诗词的创作，我实在是一个彻底的"门外汉"。大抵从小学三年级起就开始写作，有诗歌、散文和剧本等。可惜，由于几度迁居，这些作品都已散失遗弃了。1972年后所写的一些东西，现在看来大都是很不成熟的，其中也有相当一部分反映出我们这一代人所经历的动荡岁月和当时的政治局势，体现了自己在那个时代之生活境遇及思想情怀。这就是选集中许多作品的历史背景。

　　年轻时因受长辈的影响，喜欢舞文弄墨。每有思潮，或欣然，或感慨，或忧悒，玩上几字，聊涂数笔，以为释怀，且常有拾遗。当时写诗填词乃是渴望通过文字追求超脱，寻觅意境，开阔胸襟，丰富思维。自己酷爱交友，那时也有一批诗友，每当相聚品茗对酌之时，或赋函消愁言欢之刻，常以诗词互馈，风流倜傥，好是快活。友朋远涉，亦无银购礼，小诗一首，也许寒酸，却觉清高。

　　诗言志。志，作为性格之组成，是容不得虚伪和造作的。人生道路，坎坷曲折，崎岖不平。在那个年代，我藉以诗歌咏志、寻意、觅境和抒情。上海的冬天奇冷，当时曾记有自己流涕览读的情感："窗外，大雪飞扬；屋内，灯火明亮。玉粉积有半尺厚，心与圣境一般纯。"诗歌的确给予我生命之活力和远离凡庸之勇气。

中国的古典诗赋词曲，可谓是民族文化光辉灿烂之遗产。我等黄帝尧舜之子孙，只有继承光大之责任，而无摒弃忘却之权利。在那个"读书无用论"盛行的年代里，自学理科几近妄想，只有习文才有望为此宏伟使命一尽绵薄之力。

我崇尚大海。海浪层叠，卷起浪花无数，时隐时现，捉摸不定，不细察是无法领略其美妙之形的。学浪花，生于大海归大海；做浪花，身附波澜缀新燕。诗歌也像浪花，丰姿多态，源于水，胜于水。无风泛小点，有风腾巨影。她是思想与艺术的结合，语言与情感的交织。其实，这里收录的诗歌也像大海里的一朵朵浪花，有浩瀚之时，也有平静之刻；形式自然是不拘一格的，只要触及真处，自然会有菁华结晶。

在编辑这本选集时，除了在必要之处加了一些诠释外，许多作品均未做背景说明；按照时间的推移，所选诗歌依写作的年份排列。在挑选过程中我曾进行了一些小的修改，使其更臻完美，但基本上保留了原来的面貌。我把自己青年时代以诗歌形式记录的思想、情怀与经历奉献给读者，虽不是玉津，但如有参考价值或能引起共鸣，我将深感欣慰。

2002 年 7 月 27 日于上海

张 江 随 感

第一次来张江是 8 年前的初夏。我们这批来自世界各地的留学人员面对一片郁郁葱葱的农田，静坐在简陋的会议室里聆听吴承麟先生的远景规划介绍。座谈时，议论纷纷，将信将疑，谁都没有想到当年的"平面模型"已经变成如今生气勃勃、举世瞩目的张江高科技园区。从此，我和张江结下了不解之缘，和张江园区的几届"掌门人"均有交谊，目睹了园区的成熟、变化和发展进程。张江创业者的敬业精神和务实态度为园区的基础建设、招商引资、项目孵化和国际化运作奠定了扎实的基础。

1997 年夏秋，我曾在南加州两度接待张江园区代表团的到访，异地相逢，尤为亲切。来到北美著名风景地，我自然想到要带这批老乡好好畅游一番。但使我纳闷的是他们对此不感兴趣，而对新兴项目和造访当地的高科技公司表现出极大的热忱。记得因安排参观某家知名公司，我还不得不请来当地的要人出面张罗。这与当时成群结队的公费"旅游团"之旅程形成了鲜明的对照。张江人的敬业精神令我感慨良久。

次年，因引进某项目要与园区开发公司签订合作意向书。原来安排了钱人杰先生出面签署，不巧他因公外出，只能请他人代笔。当我看到他亲笔出具的委托授权书时，诧异万分，因为由副手签署这类商务文件在海外也是屡见不鲜的，更何况该项目所涉及的投资金额和张江当时正在操办的其他招商项目相比可谓"沧海一粟"。我顿时联想到平日在与张江园区交往中所体会到的周密与严谨之工作氛围。张江人的认真态度使我难以忘怀。

因较早回国创业，办公司时自然选择了申市西部业已开发的新兴技术园区。但我一直关注着张江的成长，并与之保持着密切的联系。那年我邀请英国皇家学会会长访问漕河泾时，宴请的贵宾名单上当然少不了张江的老总。钱先生来了，我们欢言畅饮，他不断地祝福也希望我有朝一日能去张江发展。那种真心、那种坦诚，我至今记忆忧新。张江人的开阔胸襟可见一斑。

认识钱总的继任者是在赴深圳的飞机上，在此之前我已对其有所耳闻。简单寒暄后，他即直入正题，问我何时入驻张江并表示热忱的欢迎。两天后，在香港的一次宴会上我们又相遇了。记得他当时的交谈主题始终围绕着如何为张江引进各类人才，还要求在座的友人们做他的"伯乐"。后来，我看到了他的一段讲话："园区将着力培养宽松的氛围，鼓励自由竞争，鼓励风险创业，建设成创业者和投资者的乐园。有技术成果的人在这里将很容易找到投资者，有资金的人在这里将很容易找到投资方向。"是啊，张江的今天不正是在践行这种前卫理念吗？张江人对人才的需求如饥似渴。

因一个项目是否具有市场前景，我与张江的招商部门进行过长达一年余的探讨。我们为之付出了许多的努力，连可行性报告都修改了多次。虽然相关技术在当时是国内紧缺的，但我们始终无法找到合适的商业定位，最后只能做出痛苦的抉择——放弃。事后知道该项目通过其他途径落户到北京某高科技园区后也因为同样的原因没有成功。这件事使我感受到了张江人的务实作风。

张江使我有机会更直接地体验张江人的特质与情怀。我去过世界上不少著名的科学园区，也曾在位于英国剑桥和美国圣地亚哥的高科技园区学习、工作和生活过。如果说剑桥科学园区以其学风严谨而闻名，圣地亚哥以其专业聚焦而立足，那么张江已经初步具备了这两种特色。在经济不断全球化的今天，张江正以高昂的姿态大踏步地向国际化迈进，产业组成和人才结构的多样化也给张江增添了强劲的综合竞争力。由于工作性质，我经常接待海内外的来宾，许多人曾问及张江的魅力何在。答案或许有多种，但总也少不了在这块沃土上辛勤耕耘的张江人。此时，我情不自禁地为自己加入张江人的行列而骄傲。

作 别 青 春

打开蘸满回忆的剧本
美好的往事重现在眼帘
道别时我清晰地记得
你同我一样欢歌笑颜

让我们把常青藤摘下
装点起剧场四周的墙沿
帷幕徐徐降落的时分
谁都感到情绪的黯然

在这年轻的人生舞台
我们的存在不会被忘淡
分享曾经拥有的时光
勇敢地把这一页捻翻

当燕子飞回的那一刻
我们已离开青春的剧院
留下熠熠发光的蜡烛
请求你使它永远点燃

精致的道具是护身符

将"II"字写在你我的心田

现在很快会成为过去

挥手唤来无限的眷恋

虽然我们正各奔前程

熟悉的台词仍回荡耳边

友谊或爱情不再重要

珍藏的记忆始终璀璨

2003 年 1 月 31 日

生命的希望

——中国科学院上海药物所80周年所庆主题歌

采一缕晨曦，点亮你我智慧的光芒

乘一袭春风，展开你我理想的翅膀

捧一汪秋水，滋润你我济世的渴望

燃一团烈火，铸造你我奋斗的辉煌

我们从百草园里走来

日夜寻觅，谱绘健康的乐章

我们在药学沃土里耕耘

草本化成，续写生命的歌唱

你我共担当，你我同梦想

肩负民族的期盼，培育良药的天工

我们是上海药物所人

厚德载物，求索青春的无疆

愿明天世间充满新生的希望

张 江 十 年

——昔日神农，今时药谷

2003 年至 2013 年是张江高科技园区科技创新与快速发展的 10 年，为记录张江发展历程，我们编撰了《张江十年（2003—2013）》一书，着力展现张江高科技园区内的优秀企业、创新创业者、各级管理者和企业员工艰苦奋斗的精彩故事，开拓创新的精神风貌。现将部分稿件予以发布，与各界人士分享张江的精彩故事。

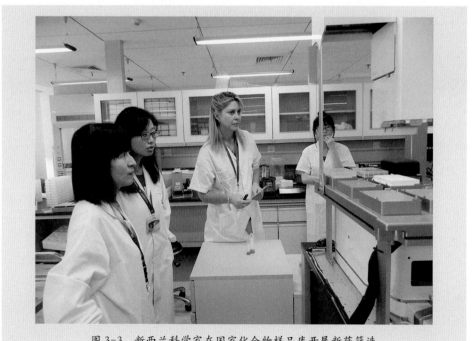

图 3-3　新西兰科学家在国家化合物样品库开展新药筛选

1994 年，这里很荒凉。一路前行也一路见证，很多人来了又走了，真正耐得住寂寞、沉得住气的不多。留下来的我们既是同事又是战友，坚持不懈的原因很简单——希望在张江成就事业。

2003 年至 2013 年见证了"国家化合物样品库"从无到有的历史进程。

把它放上世界地图

说起张江，给人的印象可能更多是通过各种政策引导来吸引企业入驻，形成产业集聚，而建设"国家化合物样品库"这个公共服务平台，张江生物医药基地是全程参与、可谓"共建"的。作为药物创新的源头，这个平台在短期内不会产生任何经济效益，即便如此，张江还是高瞻远瞩以其特有的胆识给予很大力度的投入。结合国家和上海市的支持，这个药物发现的资源平台经过三年的运行已经初步享有国际知名度，来自海内外的科研人员纷纷前来参观交流，接受服务或构筑合作。

国家化合物样品库包含位于张江的核心库和 6 个分布在京、沪、宁、杭的卫星库，今后基此要扩展成区域性的资源中心，使参与单位从目前的 7 家扩大到 30 多家，包括港澳地区，通过资源整合和协调应用来充分发掘化合物样品的药用价值。

这个公共资源平台在张江能够首战告捷有很多的因素。首先是得益于国家的创新战略——化合物数量和结构多样性代表着药物源头创新的物质基础。建立相应的资源平台体现了国家意志。其次，这个项目伊始就得到各级领导的重视，一路走来给予了不少非常务实的帮助。再者，张江从 20 世纪 90 年代初发展至今已经形成规模，接下来如何保持其前进势头和创新优势成了不可回避的问题。"国家化合物样品库"的概念和实施也许是众多答案之一。这个举措为张江在药物创新的最前端进行了无法复制的布局，丰富了其作为"中国药谷"的内涵，符合创新驱动、转型发展的战略。最后，样品资源平台代表了创制新药的一种基本能力，关系民生，给力健康，其长远意义显而易见。

今天，国家化合物样品库从无到有，从小到大，其存在之必要性得到了公认，正在引领我国药物的源头创新，从而也把张江，特别是国家化合物样品库放上了世界地图，令人自豪。

尘封以往追寻梦想

学成回国屈指已有两个 10 年：前 10 年是创业，后 10 年是创新，为的都是圆梦——做出中国创制的新药来。其实，一个人在有限的生命里，花 20 年时间坚持梦想，首先不易，而最终如能做成，更加不易。其间不光是要耐得住寂寞而且要挡得住诱惑。像我们要把国家化合物样品库放上世界地图就是一种梦想和使命。任何梦想一定要有可实现性，要由一个个小小的梦汇聚而来，就像积水成河、百川入海那样。梦想不可能一蹴而就，而要一点一滴地积累，一步一伐地践行。我们有一位在职 10 年的老员工，他并不出类拔萃，但做事踏实。有人问他在这里忙乎了 10 年后的最大感触是什么，他答曰："跟着这个团队从来只向前看，绝不往后看，做得出事情来，一直有奔头。"他说的奔头就是小小的梦，怀着梦，一路前行，不问过往，这就是梦想的力量。

张江在过去的这 10 年里已经被很多人认可为创业的沃土，相信今后张江会成为创新的乐园。张江的价值应该是帮助他人实现创新，通过创新获得社会效益，再通过社会效益产生经济效益。这实际上就是一个"中国梦"。

追求极致蕴育文化

科学超越性别、年龄、肤色、国界、宗教和政治，是对真理的揭示，它与人类通过艺术来追求美感并无二致。Peter K. Vogt 院士不仅是国际著名的科学家，而且也是很有造诣的水彩画家。他目睹了国家化合物样品库的发展历程，以其司标的 8 种色彩为元素创作了一幅图画。由于司标中含有的红色荧光难以被通用的铅画纸所展现，他耗时半年试用了不同材质的纸张，最后找到了一种合成纤维薄膜成功作画，那时他已经 79 岁了。一位大师级的科学家对一幅画如此执着，对美感怀有极致的追求，这是什么？这是流淌在创新血液中的文化。

我们留得住很多一流人才，一方面是得益于创新的环境，另一方面是沉浸在文化的熏陶。这里时常有来自世界各地的科学家造访，不乏与大师面对面的机会，大家讲科学、论技术、听演讲、谈人生，使人体验到一种与真理对话的感觉。这样的人文环境，不是那么容易创造的。毕竟，有了"五斗米"之后，人生还有精神层面之需求。

张江的未来在于文化创新

张江现实的文化实质上就是海派文化，它可以出成果，育人才，但是出不了震撼历史的大牌。

张江现在已经涌现出一大批掌握前沿技术的研究机构和民营企业，整个服务体系也逐渐健全，可以说挺吸引人了，但是有一个问题：为什么像阿里巴巴这样的企业没有出现在张江？这与文化有很大的关系。张江的海派文化的确有一种接纳性，但缺乏创新动力，不具有冒险精神，小富即安，但求平稳发展而已。所以，培养以创新为荣的人文精神就显得尤为重要。

如果你每做一件事情不但与前不同而且也与众不同，你可能真的就进入一种日思创新的境界了，因为你永远都有质疑，永远都在琢磨新鲜事物。这不光适用于科学研究，生活中的点点滴滴都应该有创意。像乔布斯，他的成就不仅仅是产品，而是一种文化；他对人类最大的贡献就是让人"置世界于掌中"——无论你在哪里，只要有无线网，世界就在你的身旁。这就是文化的力量，这就是创新。而张江又有多少人在思考这样的问题呢？我们现在总拿美国硅谷来做比较，可知硅谷精神之实质就是永远成为别人的参照系，这个十分厉害，不可小觑。

2015 年 1 月 30 日

弦 歌 不 辍

——复旦大学药学院院长寄语

复旦大学药学院起步于1936年的国立上海医学院药学专修科，自1952年更名为药学系以来，伴随着国家波澜壮阔的改革与发展进程，它始终秉承着"正谊明道"的校训，以"学习、教学、研究"为己任，积极推行通识与精英教育并举的办学方针，重在培养创新性和复合型的高层次专业人才，努力实施基础与应用研究并重的科研策略，历经80年的风雨而不衰，不仅实现了教学与科研质量的全方位提升，更是在人才培养和新药研究两个方面积累了丰富的经验，取得了丰硕的成果，总体水平达到国内一流，国际知名，成为我国药学事业发展的中流砥柱。

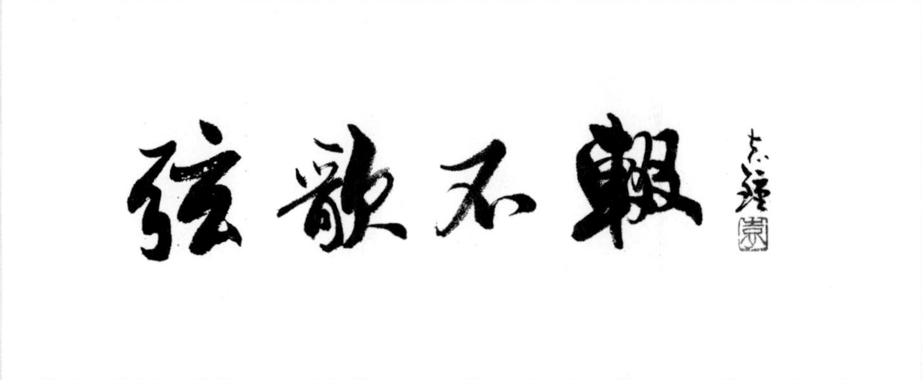

图3-4 旅美书法家袁志锺赠与王明伟的题词——横版

当前，复旦大学药学院适逢上海建设具有全球影响力科创中心的契机，我们将发挥综合性大学的优势，聚焦国家重大需求，强化与生命科学和临床医学的结合，积极争取和整合各类社会资源，使原创药物的研究以国际化的方式不断向前推进。我们也将充分利用"张江药谷"的发展势头，与各利益攸关方携手探索"联动共赢"的工作机制，推进联合培养、知识共享和课外实践等项目，力争把药学院构筑成优势资源集聚、学科交叉融合、办学特色明显、研究水平一流的药学教育和科研高地，从国际知名走向国际著名。

在此，我们热忱期待和欢迎学界精英和莘莘学子加盟我们的大家庭，共襄复旦大学药学院之盛举！

未 来 可 期

——复旦大学药学院院刊《五月风》创刊词

《五月风》的首发给校园带来了一股清新的气息，为师生的交流提供了一种定期的模式，为学院的发展留下了一个永久的记录。

从突发遐想提议创办以学生为主导的院刊到苦思刊名，从邀请旅美著名书法家袁志锺先生题写刊头到招募组织记者团，我算是参与其中了。今天看到《五月风》创刊号的网络版和印刷版，在刷屏大饱眼福之同时闻到油墨的飘香，欣喜之情难以言表。

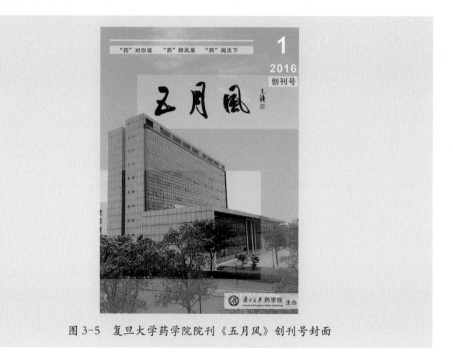

图 3-5　复旦大学药学院院刊《五月风》创刊号封面

《五月风》诞生于药学院创办 80 周年之时，也是进入新一轮发展的当下。我们必须深知自己所肩负的责任：承前启后，摒弃惰性，与时俱进，既往开来。我们应当秉持开放的心态、超前的理念、可行的计划、有效的措施和强大的执行力，全力以赴追求卓越，再创辉煌，使学院虽经 80 年风雨而不衰，在"大众创业、万众创新"的涛口浪尖迎风弄潮，"手把红旗旗不湿"，成为我国药学事业发展的中流砥柱。我们务必把握上海建设具有全球影响力科创中心的契机，打破围墙，走出校园，充分利用"张江药谷"的发展势头，与各利益攸关方携手践行"联动共赢"的众创机制，培育和营造创新文化，建设创业新生态。

每年的 5 月都发生许多可期和未料的事情，让人们充满期待而又依依不舍。《五月风》的诞生将把我们美好的记忆定格在 2016，留存于青春时光。

笃 学 济 人

——复旦大学药学院成立 80 周年纪念视频《笃学济人》解说词

"Diligent in Learning and Dedicated to Relieve"

— To commemorate 80th anniversary of School of Pharmacy, Fudan University

松德堂，这栋古朴而典雅的两层小楼，见证了上医药学院的诞生与发展。

Songde Hall, this quaint and elegant two-story building has witnessed the birth and development of the School of Pharmacy, Shanghai Medical College.

1936 年的秋天，在枫林桥国立上海医学院的校园里，药学院开始扬帆启航。

In the fall of 1936, School of Pharmacy began to embark in the National Shanghai Medical College located in Maple Bridge Campus.

风雨兼程，80 载春夏秋冬，从 20 世纪的上医药学院到今天的复旦药学院，药学人，昂首阔步。

Confronting rough and bumpy paths during the past eight decades — from School of Pharmacy, Shanghai Medical College in the last century to School of Pharmacy, Fudan University today — the alumni strode ahead proudly without hesitation.

硕果累累，80 载辛勤耕耘，由枫林举迁张江递薪传火，润物无声，弦歌不辍，新时代，鲲鹏展翅。

Making countless achievements following tireless efforts during the last 80 years — from Maple Bridge Campus to Zhangjiang High-Tech Park — the flame was passed on from generation to generation — the school flies even higher in the new era.

松德堂，由当时的上海五洲大药房总经理项松茂先生捐建。它不仅是药学专修科最早的教学办公楼，也成为了药学院传承"笃学济人"精神情怀的起点。

Donated by Mr. Songmao Xiang, the General Manager of Shanghai Wuzhou Grand Drugstore, Songde Hall was built not only as the initial teaching and office site for pharmacy department, but has also become the starting point to practice the spirit of "Diligent in learning and dedicated to relieve".

"本余所学，为人群服务"。

"For the people with my knowledge"

1940 年的夏天，在药学专修科首届学生的毕业典礼上，十名毕业生立下铮铮誓言。

In the summer of 1940, on the graduation ceremony of the first class of pharmacy students, ten graduates made the pledge.

他们中的刘贻孙和汪国芬，后来分别成为了复旦大学药物化学和临床药学的奠基人。

Among them, Yisun Liu and Guofen Wang later became the founders of medicinal chemistry and clinical pharmacy disciplines at Fudan University, respectively.

弥漫着战火硝烟的时局，令学校无法摆放一张安宁的书桌。

The school was unable to place a calm desk with the flames of endless civil war.

抗战期间，药学专修科部分师生随校内迁，先滇后渝：歌乐山校区的办学条件虽然简陋，但药剂学、药理学和药物鉴定等 28 门学科共计 154 学分的课程一门不少，一分不落。

During the 2nd World War, a number of pharmacy faculties and students relocated with the school to the inland areas of China, Yunnan first and Chongqing to follow. Although the teaching and living conditions were modest and poor in the Gele Mountain Campus, a total of 28 subjects including pharmaceutics, pharmacology and pharmaceutical analysis, to name a few, that amounted for 154 credits were never missed.

师生们对教学没有丝毫的懈怠，务实求真的学风可见一斑。

Teachers and students did not show the slightest slackness, the style of presuming the truth and learning practicalities was clearly demonstrated.

勿叹岁月之多艰，我以我血荐轩辕。

Do not sigh for the tough moment, we ought to devote all of ourselves to the country.

为了培养社会和时代急需的药学人才，颜福庆、宋梧生、朱恒璧和张昌绍等一批专家教授严谨治学，矢志不渝，正谊明道，成为艰难时势里的拓荒者。

In order to train professional talents in pharmacy who were in high demand by the society, Professors Fuqing Yan, Wusheng Song, Hengbi Zhu, Changshao Zhang and a group of experts and scholars held rigorous academic attitude, unshaken ambition and genuine altruism, thereby becoming pioneers in that difficult and hard time period.

雄鸡一唱天下白，日月从此换新天。新中国为药科的发展迎来了春天。

The establishment of the People's Republic of China brought the first light of dawn: a new country was born. Development of pharmacy discipline in new China has thus flourished and thrived.

成立药学院，是师生们多年来的凤愿。1952 年 1 月，上海医学院在药科基础上新建药学院，设立药剂学系和药物化学系，增设了药物化学专业。

Establishment of a School of Pharmacy was a long-cherished wish of teachers and students over the years. In January, 1952, Shanghai Medical College founded its School of Pharmacy based on the existing pharmacy discipline, consisting of Department of Pharmaceutics and Department of Medicinal Chemistry. In which, medicinal chemistry was a newly installed discipline.

恰同学少年，风华正茂。药学院，积蓄力量，朝气蓬勃，步入了药学发展的新时代。

Like young schoolmates at life's full flowering, School of Pharmacy began to build its vibrant strength and entered a new growth phase.

改革开放的大潮，涌动神州。

The tide of reform and opening-up has been surging across China.

药学院乘风破浪，高速发展。

School of Pharmacy rides on the tide and develops at an unprecedented pace.

春风化雨，一派勃勃生机。

Salutary influence of education led to a thriving scene.

1986 年更名为上海医科大学药学院后，药学院大刀阔斧地实施教学改革，宽口径培养，精细化耕耘，大药学的格局已然成型。

After changing the name to School of Pharmacy of Shanghai Medical University in 1986, it boldly reformed its teaching system by emphasizing on extensive education combined with specialized cultivation, thereby setting up a comprehensive pharmacy discipline.

新世纪以来，药学院犹如展翅的雄鹰，开始了又一次的翱翔。

Since the beginning of the new century, School of Pharmacy, like an eagle, has been hovering into the sky once again.

2000 年 4 月，上海医科大学与原复旦大学组建新复旦大学，更名后的复旦大学药学院，如虎添翼，蓬勃向前，成为中国药学界的一颗璀璨明珠，光芒四射。

In April 2000, the merger between Shanghai Medical University and then Fudan University created a new Fudan University. As a result, School of Pharmacy of Fudan University has become more powerful and vigorous — like a shining pearl in China's pharmacy education sector — shedding its lights in all directions.

2008 年 8 月，药学院新校舍在复旦大学张江校区内落成，占地 80 亩，各类设施齐全，包括先进的科研大楼、化学实验室、实验动物房和本科生实验教学中心等，为教学和科研创造了良好的环境。

In August 2008, new facilities were opened for School of Pharmacy in Zhangjiang Campus of Fudan University, covering an area of 5.3 acres and equipped with an advanced research building, chemistry laboratories, a vivarium and an undergraduate experimental teaching center, among others. This provides an excellent education and research environment.

栽下梧桐树，引得凤凰来。

Planting plane trees would attract phoenixes.

药学院凝聚各路英才，共谋发展。

Various professional talents converge to progress together in School of Pharmacy.

如今的药学院拥有教职员工 133 人，其中正高职称 38 人，副高职称 45 人；博士生导师 34 名，硕士生导师 33 名。

At present, there are 133 faculties and staff members, of them, 38 are professors and 45 are associate professors, including 34 doctoral and 33 master mentors.

筚路蓝缕，大医精诚。药学教育园地里春华秋实，桃李芬芳。

Though the path is arduous, grand medicine reflects truth and excellence. The garden of pharmacy education has borne numerous baskets of luscious fruits with spreading reputation, and beautiful buds bloomed all over.

从 1929 年中法大学药学专科的 13 名学生到 1936 年独立成院后培养的首届 10 名学生开始，药学院已经培养了本科生近万名、硕士生近 1500 名、博士生近 500 名。

From 13 pharmacy students at Sino-French University in 1929 to the first 10 students following its foundation in 1936, School of Pharmacy has trained nearly 10,000 undergraduates, about 1,500 master degree students and 500 or so doctoral degree graduates.

其中 6 位中国科学院或中国工程院院士、1 位美国人文与科学院院士，他们是莘莘学子中的杰出代表。

Among them, six became fellows of Chinese Academy of Sciences or

Chinese Academy of Engineering, one was elected to American Academy of Arts and Sciences; they are outstanding representatives of the alumni.

我们是 5 月的花海，用青春拥抱时代。

We are blossoming flowers in May, embracing the colorful world with youth.

药学院严谨治学的同时，校园文化也别样纷呈，丰富多彩。

While pursuing rigorous academic activities, campus life is equally rich, colorful and cultural.

教育为本，科研为重。

Education is an essential livelihood and research is of paramount importance.

在宋梧生、伍裕万、许植方、杨毅、袁开基、张和岑和赵士寿等 7 位二级教授为代表的药学专家的引领传教下，从张昌绍教授的药理学、刘贻孙教授的药物化学、奚念朱教授的药剂学等基础研究，到 1996 年成立"新药研究开发中心"所进行的应用研究，复旦大学药学院在科学研究的路上，迈出了一步步坚实的脚印。

Led and taught by pharmaceutical experts represented by seven distinguished professors such as Wusheng Song, Yuwan Wu, Zhifang Xu, Yi Yang, Kaiji Yuan, Hecen Zhang and Shishou Zhao, and from basic research conducted by Professor Changshao Zhang in pharmacology, Professor Yisun Liu in medicinal chemistry and Professor Nianzhu Xi in pharmaceutics, to the foundation of "New Drug Research and Development Center" to perform applied research in 1996, Fudan School of Pharmacy has taken solid footsteps on the road of scientific excellence.

近年来，药学院面向国家需求，关注新药开发，聚焦抗感染药物、抗肿瘤药物和心脑血管药物的新理论、新技术、新方法和新产品，取得了一批具有国际先进水平的科研成果。

To meet the nation's demands, School of Pharmacy focuses on drug discovery by developing new theories, new technologies, new methods and new products for infectious diseases, cancer and cardiovascular diseases in recent years, and has made a number of research achievements with international significance.

如今，复旦大学药学院已成为我国最具影响力的五所高等药学院校之一。药学与药理学专业已连续 3 年进入 QS 世界大学学科排名前百强；2015 年药理学与毒理学研究领域进入 ESI 全球前 2‰，2016 年又被《美国新闻与世界报道》列为全球高校第 18 位，国内第一。

Today, Fudan School of Pharmacy is one of the five most influential pharmacy schools in China. Pharmacy and Pharmacology of Fudan University has been ranked among the top 100 in QS World University Discipline Ranking three years in succession; it entered into the ESI global top 2‰ in the Pharmacology and Toxicology field in 2015 and was placed No. 18 by "U.S. News & World Report" 2016 Rankings of Best Global Universities, thereby topping the list in China.

正其谊不谋其利，明其道不计其功。

The benevolent dedicates to the righteousness and justice instead of chasing personal gains; the benevolent enlightens others not for the sake of superficial fame.

八十年承前启后，八十年继往开来。

Inheriting the past and forging ahead into the future for 80 years, carrying forward the cause pioneered by our predecessors for 80 year.

一代代药学人不忘初心，牢记校训，正在续写学院更加辉煌的新篇章。

Students and faculties at School of Pharmacy shall hold our original will and keep in mind the university motto from generation to generation, we are writing a more brilliant new chapter of School of Pharmacy.

时 不 我 待

——《五月风》2018 年第一期卷首语

25 年，曾经桑田的张江已经发展成为上海建设具有全球影响力科创中心的核心承载区。年逾八旬的药学院，搬迁张江十载，不断融入这里创新创业之大环境，成为复旦大学的一面鲜艳旗帜。

复旦大学药学院名满华夏，享誉五洲。我们高度重视高层次人才的引进和培养，2017 年入选上海"外专特聘计划"专家和吸纳"双聘"院士各 1 人，在本科生中开设"复旦—中科药学卓越人才培养试验班"，与中国科学院上海药物研究所开展研究生联合培养项目，先后邀请 3 位诺贝尔化学奖得主来院交流，与阿斯利康公司共建校外实践基地：各项工作平稳推进，学术氛围显著改善。

高水平科学研究是建设一流学科的基石。药学院去年新增各类基金课题 36 项，到位经费 2732 万元，横向项目到账 4356 万元，成果显示度得到突破。我们积极推进与中国科学院上海药物研究所、复旦大学附属闵行医院和复旦大学附属浦东医院的战略合作，建立了 3 个融合创新基金，全年资助 26 个项目，金额达到 660 万元，受众超出药学学科，产生了良好的辐射效应。

加强校企合作是履行一流大学社会责任的有效载体。我们年内与两家药企签约共建联合实验室，计划投资 3 千万元。同时，学院的科研成果转化已成常态，近年实现新药转让 3 例，总计 3.4 亿元。根据学校的部署，依托我院创建新药创制国际联合研究中心的方案论证正在顺利进行，配合张江复旦国际创新中心建设的先进实验设施装修工程有序开展。

在学科建设上开拓创新是我院的特色之一。在实体化复旦大学上海医学院临床药学中心之后，我院率先提出改革临床药学人才的培养模式，准备探索 8 年一贯制的 Pharm.D. 教育试点；中丹药事监管科学中心运行进入正轨，首届主任由中国工程院宁光院士担纲；《中国临床药学杂志》编委会换届后由中国工程院王红阳院士出任主编，正在逐步实施国际化目标。

2017 年，我院学生分别在"世界大学生药苑论坛暨第九届全国大学生药苑论坛"和"第五届全国医药院校药学专业大学生实验技能竞赛"上摘得桂冠，入学学生人数和素质持续提高；在全国高等学校药学类专业青年教师教学能力大赛上，我院选派的代表喜获微课教学大赛特等奖、一等奖和二等奖各 1 项以及教学能力大赛决赛一等奖 2 项，充分展示了学院师生蓬勃向上的盎然生机。

今后几年，我们将瞄准国家和上海的战略发展目标，面向人民健康保障的需求，聚焦药学前沿方向，组织大项目，建设大平台，培育大成果，充分利用地处张江的区位优势，在"双一流"建设进程中不断崭露头角。

与 时 俱 进

——《细胞治疗》前言

细胞治疗分为过继性免疫细胞治疗和干细胞移植。

根据体内不同类型免疫细胞的特点，免疫细胞治疗包括嵌合抗原受体 T 细胞 (Chimeric antigen receptor T cells, CAR-T)、T 受体基因工程改造的 T 细胞（T cell receptor-gene engineered T cells, TCR-T）、自然杀伤细胞（Natural killer cells, NK）、嵌合抗原受体自然杀伤细胞（Chimeric antigen receptor-natural killer cells, CAR-NK）和肿瘤浸润淋巴细胞（Tumor infiltrating lymphocytes, TIL）等方法，它们所具有的差异化特征可供临床选择与应用。

2012 年，美国 6 岁的白血病女孩艾米丽·怀特海德(Emily Whitehead)在生命垂危之际，成为全世界第一位接受试验性 CAR-T 治疗的儿童患者，被成功治愈，从此 CAR-T 疗法一战成名。该技术使 T 细胞经过基因改造后表达嵌合抗原受体，能够专一性识别肿瘤表面抗原。第一批 CAR-T 诞生在 1987 年，随之 CAR 的设计不断精细，现在已经发展到了第五代。共刺激结构的加入增强了初代 CAR-T 的增殖、细胞因子分泌、体内持久性和抗肿瘤活性。最先被美国食品药品监督管理局（Food and Drug Administration, FDA）批准的两个 CAR-T 疗法都是靶向 CD19 抗原的：瑞士诺华医药公司（Novartis）的 Kymriah® 用于复发或难治性急性 B 淋巴细胞白血病（B-cell acute lymphocytic leukemia, B-ALL），而 Kite Pharma 的 Yescarta® 则用于复发或难治性弥漫性大 B 细胞淋巴瘤 (Diffuse large B-cell lymphoma, DLBCL)。

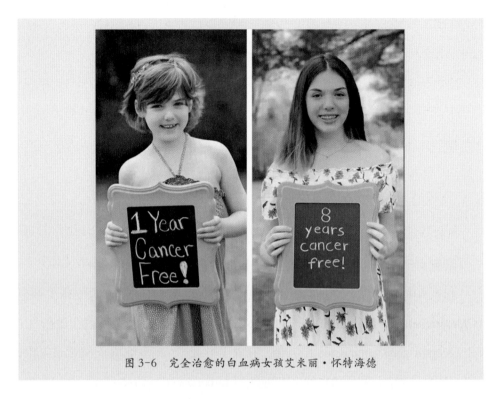

图 3-6　完全治愈的白血病女孩艾米丽·怀特海德

　　然而，肿瘤细胞表面的抗原数量有限，加上实体瘤中的抗原暴露度小，使得 CAR-T 对实体瘤的治疗难以达到理想的效果。由于 TCR-T 可以识别肿瘤胞内蛋白（抗原），因而在实体瘤的治疗中更具优势，其弱点是需要一些特异性蛋白进行辅助抗原呈递。TIL 对肿瘤拥有天然的识别能力，在对抗实体瘤异质性方面优于 CAR-T 和 TCR-T。必须指出，T 细胞治疗中的细胞因子释放综合征（Cytokine release syndrome，CRS）及移植物抗宿主病（GVHD, graft versus-host disease）是临床应用亟待解决的严重问题。

　　同时，全球人口老龄化带来的、在传统医学领域与痊愈无缘的多种慢性和 /或退行性疾病将有望通过基于干细胞技术的再生疗法得到治疗。其中，间充质干细胞（Mesenchymal stem cells，MSC）的应用最为成熟。MSC 具备干细胞之特性和多向分化的潜能，可用于组织损伤的修复和治疗心血管疾病、糖尿病、神经系统疾病及自身免疫病等，在最近抗击新型冠状病毒肺炎（Coronavirus disease 2019，COVID-19）的战役也表现出积极的疗效。MSC

的免疫调节特性为其治疗异基因造血干细胞移植（Allogeneic hematopoietic stem cell transplantation，allo-HSCT）后的 GVHD 提供了可能。

随着干细胞技术的日趋成熟，大规模工业化生产工艺的质量控制与质量保证已经成为细胞产业发展的一个引起广泛关注的焦点。新的细胞治疗方法如雨后春笋般地不断涌现，一些前沿性的概念、方法、手段和实践等跨越了现有的细胞治疗监管体系框架，对细胞治疗的类别界定和监管体制改革的讨论一直在继续，技术创新必将推动细胞治疗监管科学的巨大演变和与时俱进。

细胞治疗是基础研究和临床医学创新的"百宝箱"，具有治疗甚至治愈许多慢性疾病甚至是疑难杂症的无比潜力。2018 年 7 月，上海市人民政府发布了《关于推进本市健康服务业高质量发展加快建设一流医学中心城市的若干意见》，文件明确提出："推动新型个体化生物治疗产品标准化规范化应用，打造免疫细胞治疗、干细胞治疗和基因检测产业集群。支持医疗机构开展基因检测服务，把临床需求确切、成本效益高的基因检测项目纳入医保支付目录。"随着科学研究、临床应用、工业制造和监督管控的协同发展，细胞治疗将在许多疾病的治疗中发挥日益重要的作用，颠覆传统，引领未来，造福人类。

本书基于 2019 年 11 月中旬在上海张江（集团）有限公司资助下举办"首届张江细胞治疗国际峰会"的成功经验，邀请部分参会学者及多位业内专家围绕监管环境、免疫细胞、干细胞和产业化 4 个主题，根据其会上演讲报告或研究成果撰写了 22 篇文章；编写期间分别得到王宇哲和张宏娜的资讯和校审协助，在此一并致谢。

《细胞治疗》内容丰富，涵盖广博，形式多样，描述详尽，引人入胜，同时兼顾前沿性，不仅有助于拥有不同职业背景的读者一览细胞治疗领域的历史、现状和未来，而且对我国细胞产业的可持续发展形成一个概貌性的认识。

2020 年 11 月 1 日

天 道 酬 勤

　　人文精神对于科学想象力和技术创造力的影响是勿容置疑的。乔布斯留给我们的财富远远超出物质的范畴。每当我们遭遇挫折或邂逅迷茫的时分，总是期待奇迹，渴望点拨；每当我们喜获成功或赢得认可的片刻，常是百感交集，寻思永恒。如同忙碌后的一杯清咖，饱食完的一壶香茗，伟人的教诲、励志的花絮带给我们的震撼、领悟和遐想跨越了时间、空间和人间。

　　孩提时崇拜英雄，收集豪言壮语自然纳入成长的经历。这种习惯一直延续至今：报剪和手抄在这因特网主宰的信息时代里显得格外落伍，但其过程却是对理解、演绎和感同的那种享受，是反思，是警示，也是升华。物质生活的多彩与精神文明的丰富不存在线性关系；富商巨贾回馈社会，捐助教育、科研和慈善的本质就是人文精神无时、无处不在推动着世界进步。

　　在建设国家化合物样品库的同时萌发了营造得以凸显现代文化之内部环境的念头。于是，忙里偷闲，在助手们的帮助下经过翻箱倒柜、精挑细选、咬文嚼字和配图调色等多道繁复工序完成了此段自以为是中西合璧、与这座国际化程度极高的重大基础科研设施相辉映的文化之旅，以多种形式与读者和观众分享，希望能使你驻足、品味、联想与共鸣，直至共勉、共往。

王明伟

2012 年 2 月 6 日于洛杉矶返国途中

【注：此文为作者 2012 年编撰的画册《灵感与抱负》之序言】

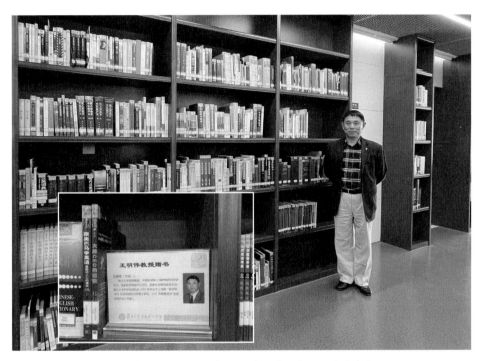

王明伟教授与其捐赠复旦大学医学图书馆的书籍专柜

后　记

　　完成本集书稿的校阅正值我年初赴美探亲返申集中隔离的最后两天。料峭春寒加上近两周的孤独寂寞被字里行间所迸发的炽热追忆所驱散，常有泪涌的同时也惊叹当年撰稿的真切情感和珍贵领悟。书中讲述的科坛巨擘中不少已经离世，但他们的音容笑貌和崇高风范却历历在目，挥之不去。此生能有其为师为友，追随相伴，虽是短暂也倍感幸哉——他们对我人生轨迹、职业发展和创新成就的影响是深刻和不朽的。

　　前年在编撰《细胞治疗》一书时与科学出版社潘志坚先生交往颇多，进而萌生将过去20多年的文字整理成集。除了与伟人大咖交往的感悟回忆之外，我选择了一些在自己创新创业征程上披荆斩棘、坚毅前行的文稿记录，特别包括了在担任复旦大学药学院院长期间的多篇演讲稿。这些内容不少曾经发表或者登载网刊，经过同济大学出版社丁国生先生的精湛编辑润色，篇章系统，言辞贯畅，大有一气呵成之感，可读性陡增。

　　在本书编撰和图照制备过程中，张宏娜女士、李若源小姐和张翀先生付出了诸多心血。朱灵女士在版式选择和封面设计上给予了专业帮助。书名几经修改，最后在与潘志坚先生和丁国生先生反复推敲下才取现名，校阅后也感觉选用《不负韶华》颇为合适。丁先生增加的书名副标题以及书中的三个分类标题画龙点睛，凝练增色。同样，著名书法家赵正科先生和袁志锺先生的墨宝也与本书主题浑然一体，光耀夺目。

去年底卸下了在中国科学院上海药物研究所担任多年的行政职务，使我拥有更多的时间和精力投身于原创研究和教书育人。在甘当伯乐、人梯和绿叶的同时，有幸受命在海南自由贸易港发挥余热，再度开疆拓荒，进行新一轮的创业。志在毕生奔波革命、劳碌春秋的我，一直是一名战士：时过境迁，转换的只是阵地，而生命赋予战场。真心希望本书中所记载的心路历程和奋斗传奇续篇常在，弦歌不辍，韶华永存。

王明伟

2022 年 3 月 5 日于上海浦东